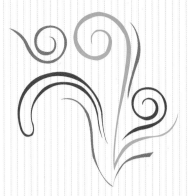

어지럼증의
진단과 치료

著: 二木 隆
역자 : 장재희

군자출판사

어지럼증의 진단과 치료

첫째판 1쇄 인쇄 | 2015년 3월 2일
첫째판 1쇄 발행 | 2015년 3월 10일

지 은 이 二木 隆
옮 긴 이 장재희
발 행 인 장주연
출 판 기 획 김도성
편집디자인 박은정
표지디자인 전선아
발 행 처 군자출판사
　　　　　등록 제 4-139호(1991. 6. 24)
　　　　　본사 (110-717) 서울특별시 종로구 창경궁로 117(인의동) 동원회관빌딩 6층
　　　　　전화 (02) 762-9194/5　팩스 (02) 764-0209
　　　　　홈페이지 | www.koonja.co.kr

Authorized translation from the Japanese language edition, entitled
めまいの診かた・考えかた
ISBN: 978-4-260-01124-2
著: 二木 隆
published by IGAKU-SHOIN LTD., TOKYO Copyright© 2011

ISBN 978-89-6278-963-8

정가 30,000 원

저자가 이 책을 쓴 목적은 어지럼증을 호소하는 환자를 제대로(적정하게) 진찰할 수 있게 되기를 간절히 바라기 때문입니다.

1966년 교토대학 이비인후과에 입국하고서 「연구는 어지럼증을 하라. 임상은 종양을 하라」는 모리모토 마사노리(森本正紀) 교수님의 말씀을 들은 이래로 어지럼증이라는 한 길만으로 걸어왔습니다. 그 사이 현재 「Japan Society For Equilibrium Research」에서의 활동을 통해 「어지럼증 환자는 이비인후과로」라는 발표도 여러 차례 해왔습니다. 그리고 겨우 최근에서야 내과나 신경외과 선생님들께서 어지럼증 환자를 이비인후과로 보내주게 되었습니다.

이것도 하나의 진보이지만, 그러나 걱정되는 점이 2가지 있습니다. 즉,

(1) 주로 내과를 위주로 보는 의사가 「어느 정도 기본지식이 있어서」 이비인후과 전문의에게 의뢰서를 쓰고는 있지만, 이비인후과에서의 검사 결과, 진단명이 적힌 소견서를 받은 이후에 경과를 적절히 추적할 수 있는가?

(2) 내과 의사로부터 의뢰서를 받은 이비인후과 의사가 어지럼증을 전문으로 하지 않는 경우에도 적절한 대응을 할 수 있는가?

하는 문제입니다.

본서는 이 두 가지 문제의 갭(gap)을 메울 목적으로 쓰여진 것이라 해도 좋습니다.

따라서, 본서를 꼭 읽어 주셨으면 하는 의사군은 ①내과 전공의 또는 신경외과 전공의, ②어지럼증에 관해서 공부를 하고자 하는 내과 의사, ③숙독해서 어지럼증에 대해서 공부하고자 하는 이비인후과 전문의, 또는 대학에서 어지럼증에 관해 트레이닝의 기회를 갖지 못했던 이비인후과 근무의의 3 부류로, 특별한 장치가 없어도 진료를 헤쳐 나갈 수 있도록 깊이 궁리한 내용입니다.

이런 관점에서 본서는 무엇보다도 입문서이면서, 동시에 practical한 진단학의 지침서가 되도록 기획된 것으로, 왕진 가방에 준비해야 할 7가지 도구의 그림에서 1장을 시작하였습니다. 제2장은 왜 그런 진단행위(검사진료 및 관찰)을 하는 것이냐에 관한 이론적 근서를 평이하게 기록하였습니다. 본서에서는 clinical physiology로서 「어지럼증 진단학」의 기초지식에 관한 minimum requirement를 다루었습니다.

이어서 제3장에서는 위험한 어지럼증(중추성)과 내이성(말초성) 어지럼증의 대표적인 질환에만 한정하여, 실제 증례를 통해 실천적인 감별진단법을 예시하였습니다. 참고로, 제2장 및 제3장의 column은 졸저 『어지럼증의 의학(めまいの医学)』(中央書院, 1990)을 중심으로 수정한 내용입니다.

최후의 제4장은 1990년에 도쿄대학을 사직하고, 어지럼증 전문 클리닉을 개업한 이래, 임상의 제1선에서 매일매일의 활동 중에 접한 테마들을 정리한 논문으로, 모든 전문과목의 진료의사가 모이는 지역 의학회에서 저자가 발표했었던 논문들 가운데 선별하여 가필한 내용을 위주로 하였습니다. 내용은 물론 최신지견이며, 동시에 모든 진료과목을 염두에 둔 것입니다.

어쨌거나 본서는 도움이 되는 책이 되었으면 하는 바람에서 정리한 것으로, 저자가 전념해왔던 「어지럼증학(學)」의 집대성이기도 합니다.

2011년 가을

二木 隆

어지럼증. 가장 곤란한 주소(主訴) 가운데 하나라는 점에 모두들 동의하시리라고 생각합니다. 어지러운 환자들은 왜 이렇게 많을까요. 도대체 그들의 '어지러움'이 어떤 느낌인지도 궁금하지 않으신가요?

몇 명의 어려운 환자들 덕분에 어지럼증에 관한 공부도 해봤습니다만, 역시나 어려웠습니다. 어떤 책들은 독자들에게 신경학이나 신경이과학을 차근차근 새로 공부할 것을 권하기도 하고, 어떤 책들은 책을 아예 덮어버리게도 하더군요.

적어도 본서는 독자에게 많은 것을 요구하지는 않는다는 사실만은 믿어주십시오. 저자가 강조하는 점은 내과나 일반과에서 주의할 사항, 이비인후과로 컨설트할 타이밍, 그리고 이비인후과나 신경과 선생님들의 회신을 이해할 수 있는 능력입니다. 일차진료에서 볼 수 있는 다양한 어지럼증 질환들을 망라하고 있어 진료에 큰 나침반이 될 것이며, 본서를 지니고 있으면 지뢰를 피해가는 운도 따를 것이라고 생각합니다.

책이 나오기까지 고생하신 김도성 과장님과 군자출판사 여러분께 깊은 감사를 전하며, 연로하신 후타키 선생님의 건강을 기원합니다.

2015년 2월
장재희

목 차

PART 01 그림으로 보는 어지럼증 진찰

CONTENTS

PART 04 증례로 배워보는 다양한 어지럼증

CONTENTS

Column ➔

그림으로 보는
어지럼증 진찰

어지럼증

제1장은 어지럼증 환자에 대한 대응을 풍부한 그림으로 읽기 쉽게 정리한 것이다. 본서의 도입부이기는 하지만, 어지럼증 진료의 개요를 알기 쉽게 정리한 것이다. 저자의 경험에서 우러나온 실천적인 정리를 바탕으로 즉시 사용할 수 있는 내용들로 구성하였다.

어지럼증의 진단과 치료

응급상황에서의 어지럼증 진료

왕진이나 구급 등 응급상황에서 환자를 「첫 대면」하는 경우를 상정하고, 진료에 필요한 도구준비와 접근방법 및 구체적인 현장처치의 Know-how를 해설한다.

▶ 환자상태를 파악하는 체크포인트

① 의식 상태
  • 환자에서 말을 걸고, 그 반응을 통해 상황을 파악한다.
  • 가능하면 환자의 말투(말씨), 발성(음의 높이 등)까지 체크한다.
② 외상 유무
  • 외상의 가능성이 있는지 확인한다
③ 신경증상의 유무
  • 안면신경마비(10 페이지 참조) 등의 마비, 말투, 쉰 목소리, 떨림 등이 없는지 확인한다.
④ 움직일 수 있는지(일어날 수 있는지) 여부
⑤ 구토 유무
⑥ 손발의 마비가 관찰되는 경우에는 마비측과 부위를 확인

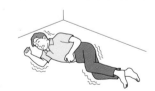

그림 1-1. 급성기 환자의 상태

NOTE

그림 1-1의 환자는 메니에르병(Meniere's disease)이라는 설정이지만, 환자는 환측(이 경우에는 좌이(左耳))를 아래로 내리지 못하고 우이(右耳)를 아래로 하고 있다.

①∼⑥의 체크포인트는 급성기의 어지럼증 환자의 상황을 정확히 파악하기 위해서 대단히 중요하다.

예를 들면, 그림 1-1과 같은 상황의 환자라면 무엇을 알 수 있을까. 상기 체크포

인트를 바탕으로 하면, ①의식이 있다, ②외상은 없다, ③신경증상은 관찰되지 않는다, ④움직일(일어날) 수 없다, ⑤안면이 창백하고 구역감이 있다(위(배를 붙잡고 있는 모습) 부분을 누르고 있다), ⑥마비는 없다는 것을 알 수 있다. 이런 순서로 환자의 상황을 파악한다.

급성기 어지럼증 환자를 보는 데 있어 특히 중요한 것은 상기 체크포인트③에서 언급한 신경증상을 확실히 파악하는 것이다. 특히 다음과 같은 신경증상이 있는 경우에는 전문의에게 컨설트할 필요가 있다.

> ● 신경증상을 확실히 파악한다!
>
> ① 마비
> ② 혀가 잘 돌아가지 않는다.
> ③ 쉰 목소리(반회신경마비에 의한)
> ④ 사지를 제대로 움직이지 못 한다.
> ⑤ 떨림(tremor)
>   → 이런 증상이 보이는 경우에는 내과·이비인후과의 수비범위를 넘어가는 경우
>   가 많으므로 전문의(신경외과나 신경과)에 컨설트한다.

🔹 환자와 가족에 대한 문진 포인트

아래 ①~③과 같은 점에 대해 묻고 환자로부터 직접 들어본다. 환자가 직접 답하지 못 하는 경우에는 가족의 증언도 중요하다.

> ① 회전성 어지럼증인가, 회전성이 아닌 어지럼증인가
>   • 어지럼증 가운데 약 60%가 회전성이며, 약 40%는 비회전성이다.
> ② 언제, 어떨 때, 어떤 자세에서 어지럼증이 생기는가
>   • 발작성인지, 두위성(頭位性, 머리의 위치에 따라 유발됨)인지, 지속
>   성인지 등의 어지럼증에 대한 특징을 물어본다
> ③ 어지럼증이 오른쪽(시계방향 회전성)인가, 왼쪽(반시계방향 회전성)인가
>   • 우회전성인 경우에는 환측은 오른쪽, 좌회전성인 경우에는 환측은
>   왼쪽이 된다.

> **7개의 도구를 사용한 일반내과적 진료**

다음과 같은 7개의 도구를 사용해 일반내과적인 진료를 시행한다. 「신경진단학」의 실습을 목적으로 시행해도 좋다.

● **7가지 도구의 준비**

① 청진기
② 혈압계
③ 펜라이트
④ 해머
⑤ 설압자
⑥ 소리굽쇠(음차)
⑦ 면봉

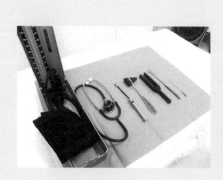

면봉은 붓 대신으로 각막의 지각을 체크하는 데 쓰일 수 있다.

7가지 도구 중 소리굽쇠가 없는 경우에는 손가락 비비기나 가위를 여닫는 금속음으로도 대신할 수 있다.

● **소리굽쇠가 없는 경우의 간이청력검사**

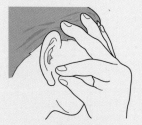

손가락 비비기
· 엄지와 인지를 비벼소리를 낸다.
· 약 200Hz의 저음을 발한다.

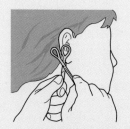

가위를 여닫는 소리
· 약 4000Hz의 고음을 발한다

진료의 이론적 기초 - 평형기능의 구조

아래 그림을 머릿속으로 상상하면서 진료를 진행한다. 제2장의 「1.평형기능의 기초」에 대한 해설도 중요하므로 참조할 것.

⊙ 신체가 평형을 유지하는 원리

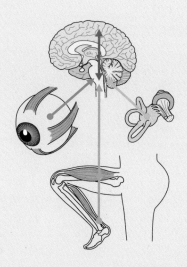

위로 올라가는 화살표는 신경입력을 나타낸다. 즉, ①눈에서, ②내이(inner ear)에서, ③근육이나 관절에서 입력이 전달된다. 가장 위의 화살표는 「(서로) 왔다 갔다 하는」 관계를 표시한다.

입력	상행	통합	출력
①시각정보	$\Rightarrow$	뇌간	운동·평형의 유지
②내이(內耳)에서온 정보		소뇌(대뇌)	
③고유감각에서 온 입력(근육·관절)			

이 계통의 어딘가가 고장이 나면 「어지럼증」이 발생한다.

▶▶ 일차 대응과 처치·치료법

어지럼증 이외에 신경학적 증상이 보이는 경우에는 전문의에게 의뢰할 필요가 있다는 점은 앞에서 다루었지만, 그 외에도 다음과 같은 증상이 있는 경우에는 대단히 위험한 상태인 경우도 많으므로 직접 구급차를 불러 전문병원으로 이송할 필요가 있다.

○ 구급차를 불러야할 상황

① 격심한 두통이나 경련
② 급격한 혈압저하나 부정맥, 전흉부 통증
③ 의식 레벨의 저하
④ 실금
  → 직접 구급차를 불러 이송한다.

이런 증상이 없는 경우에 대해 어지럼증 증상을 완화하기 위한 일차적 치료법의 예를 아래에 들었다.

○ 일차적 대증치료

- 구역감이 심해 경구섭취가 불가능한 경우도 많아 비경구적 처치가 필요할 수 있다.
  diazepam® (안정제진정제) 10 mg IM 및 metoclopramide® 1A IM
- 탈수에 대해서는 수액보충을 시행한다.
  생리식염수® 200~500mL
- 메니에르병이나 돌발성난청에는 다음과 같이 처방한다.(특히 돌발성난청은 처치를 신속히 시행한다)
  생리식염수® 500mL
  Hydrocortisone® 100 mg
  Methylcobalamin® 500 mg ⎫ 정맥주사
  ATP®(아데노신트리포스페이트이나트륨) 100 mg ⎭

응급, 당직시의 대응

우선 사고, 사건과 관련된 경우에는 다음과 같이 대응한다.

◐ 사고·사건과 관련된 경우의 대응

① 구급대원, 이송자, 보호자로부터 상황을 청취, 심폐기능, 의식 레벨, 외상(의복의 상태), 출혈(외력에 의한 것인지, 사고에 의한 것인지) 등을 체크한다.

② 사건과 연관된 경우에는 119에 신고하고, 이후의 처치는 구급대원에게 맡긴다. 사후처리 및 대응을 위해서 가급적 병원 원무과 인력과 동행한다.

사고나 사건과 무관한 경우에도 다음과 같이 신속한 처치와 적확한 관찰력·상황파단력이 요구된다.

또한 이런 대응은 의사 단독으로 가능한 것이 아니다. 현장의 모든 인원을 동원하여 의사의 지시를 따르게 하는 것이 바람직하다.

◐ 사고·사건과 무관한 경우 일차적 대응(일반내과적 처치)

① 바이탈 사인을 체크
② 심전도에서 부정맥의 유무를 확인
③ 산소포화도 측정, 흉부청진
④ (3 페이지의) 체크포인트를 확인
⑤ 모세혈관혈당치를 포함한 응급채혈검사

이상의 체크를 시항한 다음, 내과의 또는 이비인후과의만으로는 대응할 수 없는 경우에는 제2차 또는 3차 진료기관으로 이송한다.

◐ 2차 또는 3차 기관으로 이송이 필요한 경우

• 순환기계 응급상황 → CCU(순환기 응급진료)로
• 이상안구운동 출현 → 신경외과로
• 마비, 경련 등의 신경증상 → 신경외과 또는 신경과로
• 사지의 저림, 마비 → 신경외과 또는 정형외과로
• 불안증, 헛소리, 연기(演技)성 언동 → 정신과로

이상안구운동

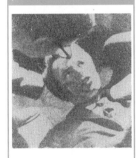

이것은 미국의 로버트 케네디가 저격당한 직후의 사진이다 (1968년 7월 아사히신문). 1970년에 발표된 사카다 에이지(坂田英治)의 논문에는 「이 공동편시(conjugated deviation)는 뇌간장애에서 기인한 것이다. 환측은 우측 뇌교부위(pontine lesion)이며, 예후를 낙관할 수 없다」라고 기술되어 있다.

일상진료에서의 어지럼증 진료

여기서는 일상진료에서 만나는 어지럼증 환자에 대한 대응의 Know-How, 접근의 핵심에 대해서 논한다.

어지럼증 진단의 Flow-chart

신경증상

의식소실, 경련, 떨림, 마비, 실어, 저림증, 보행불능, 연하곤란, 애성(목쉰 소리) 등의 일반 신경학적 증상

동결보행(frozen gait, 굳은걸음)

걸으려고 발을 뗄 때 시간이 걸리는 상태를 말한다.

돌진보행

걸어 나가기 시작하면 멈추기 어려운 상태(급히 정지할 수 없음)를 말한다.

NOTE

저자의 진료소에서 파킨슨병과 같은 신경과적 진단을 요하는 질환은 어지럼증 환자의 3% 미만을 차지한다. (제 4장 참조)

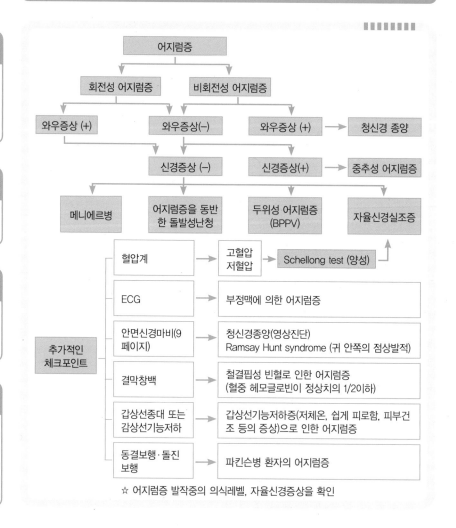

☆ 어지럼증 발작중의 의식레벨, 자율신경증상을 확인

환자 내원시의 첫인상을 바탕으로 한 스크리닝

「신경학은 문진으로 시작해서 문진으로 끝난다」고 하지만, 어지럼증 진료에 있어 특히 중요한 점은 진료실로 들어오는 환자의 첫인상(first impression)이다. 진료실로 들어오는 첫 걸음에서부터 문을 나서는 순간까지 진찰은 계속되는 것이다.

환자의 진료실 입실시 체크포인트; 우선적으로 보행이 가능한지를 관찰한다

- 들것(스트레쳐 카트)으로 내원한 경우(보행불가)
  → 우선 의식의 청명도·기저질환을 확인
- 부축하여 내원한 경우
  ① 구토 유무를 확인
  ② 걸을 수 없는 것인지(마비, 경련, 격심한 어지럼증 등), 아니면 걷지 않는 것인지(진짜로 어지럼증이 있는 것인가, 정신질환의 가능성?)를 관찰한다.
- 독립적으로 보행이 가능한 경우
  ① 실조성보행
    → 소뇌성 실조, 또는 파킨슨병의 가능성
  ② 주위를 조금씩 붙잡아가며 보행함(방향전환시 등)
    → 내이성 어지럼증의 아급성기일 가능성
  ③ 가면얼굴 보행(표정없이 걸어감)
    → 우울증, 조현병(정신분열), 정동장애(감정실금), 해리성장애(히스테리) 등의 정신질환, 또는 꾀병(사고 후의 합의과정 등)일 가능성이 있으므로, 예리하게 파악할 필요가 있다.

문진의 체크포인트

① 회전성 어지럼증인가, 회전성이 아닌 어지럼증인가
  어지럼증 가운데 약 60%가 회전성이며, 약 40%는 비회전성이다.
② 언제, 어떨 때, 어떤 자세에서 어지럼증이 생기는가
  발작성인지, 두위성(頭位性)(머리의 위치에 따라 유발됨)인지, 지속성인지 등의 어지럼증에 대한 특징을 물어본다

③ 어지럼증이 오른쪽(시계방향 회전성)인가, 왼쪽(반시계방향 회전성)인가
　 우회전성인 경우에는 환측은 오른쪽, 좌회전성인 경우에는 환측은 왼쪽이 된다.

　문진에서는 이상의 체크포인트와 함께, 와우증상(이명, 난청)의 유무에 대해서도 확인한다.

▶▶ 환자가 의자에 앉고 나서 - 스크리닝 ① 안면신경 체크

◑ 안면신경 체크(환측이 왼쪽인 경우)

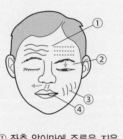 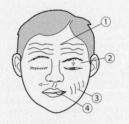 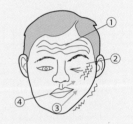

① 좌측 앞이마에 주름을 지을 수 없으며, 눈썹도 올라가지 않는다(first branch 증상)
② 안검폐쇄부전(토끼눈 ; 흰자위가 열린 상태)
③ 협부(뺨부위)마비 및 인중편위(휘파람이 불어지지 않음)
④ 입술·입꼬리의 폐쇄부전(입 안에 있는 것이 흘러나옴)

① 양측 앞이마에서 주름짓기가 가능하다.
② 안검폐쇄부전(토끼눈 ; 흰자위가 열린 상태)
③ 협부(뺨부위)마비 및 인중편위(휘파람이 불어지지 않음)
④ 입술·입꼬리의 폐쇄부전(입 안에 있는 것이 흘러나옴)

① 좌측 앞이마에 주름을 지을 수 없으며, 눈썹도 올라가지 않는다(first branch 증상)
② 경련이 심해서 눈을 뜰 수 없다
③ 경련과 함께 좌상후방으로 당겨짐
④ 발작중에는 말하기 어려움

⬇　　　⬇　　　⬇

| 말초성 안면신경마비 | 중추성 안면신경마비 (핵상성마비) | 안면경련 |

↓　　　↓　　　↓

가능성
• 벨마비(Bell's palsy)
• 청신경종양
• Ramsay Hunt syndrome
└→ 신경외과로

신경과 또는 신경외과

신경혈관압흔증후군(Neurova- scular compression)의 가능성도 있음.

신경외과로(수술)

체크포인트　①에서는 위쪽을 바라보게 한다
②에서는 눈을 감도록 한다
③에서는 휘파람을 불어보게 한다
④에서는 입을

안면신경장애 유무를 체크하고, 장애가 있으면 위와 같이 분류하여 각과 전문
의에게 컨설트한다. 안면신경장애에 대한 상세한 내용은 제3장 「위험한 어지럼
증:② 안면신경 이상을 동반한 어지럼증」(67~79 페이지)에도 기술되어 있으므로
참조할 것.

⏩ **환자가 의자에 앉고 나서 - 스크리닝 ② 청력 체크, 난청 환자의 자세**

🔘 **난청 환자의 자세**

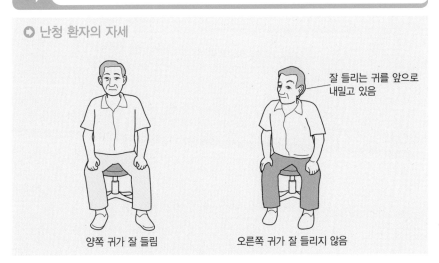

잘 들리는 귀를 앞으로
내밀고 있음

양쪽 귀가 잘 들림

오른쪽 귀가 잘 들리지 않음

> **NOTE**
>
> 고음과 저음, 각각의 청력체
> 크를 위한 간편한 방법은 4
> 페이지를 참조.

⏩ **환자가 의자에 앉고 나서 - 스크리닝 ③ 고막 진찰**

🔘 **고막 진찰**

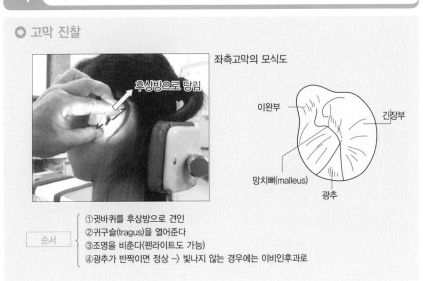

후상방으로 당김

좌측고막의 모식도

이완부

긴장부

망치뼈(malleus)

광추

순서
①귓바퀴를 후상방으로 견인
②귀구슬(tragus)을 열어준다
③조명을 비춘다(펜라이트도 가능)
④광추가 반짝이면 정상 → 빛나지 않는 경우에는 이비인후과로

고막 진찰에 있어서는 광추가 빛나는지 여부를 확인하면 충분하다. 광추가 빛나면 정상이지만, 만약 빛나지 않는 경우에는 중이염 등의 귀 질환이 의심되므로 이비인후과에 컨설트한다.

또한 귀지가 많아서 관찰이 어려운 경우에도 이비인후과에 의뢰하여 귀지를 제거하는 것이 좋다.

▶▶ 환자가 의자에 앉고 나서 - 스크리닝 ④ 주시안진 체크

◉ 주시안진 체크 : 중추성 어지럼증에서

▶ 주시안진소견의 요점

주시안진

나안(裸眼)으로 좌우 또는 상하를 바라보게 한 때에 관찰되는 안진을 주시안진이라 한다. 프렌첼 안경이나 안진전도하의 상태가 아닌 나안에서 안구가 이상운동을 보이는 것은 비정상 소견이다. 특히 중추성 병변임을 시사하는 중요한 징후인 경우가 많다.

NOTE

손가락으로 아랫턱을 가볍게 고정함으로써 얼굴이 움직이지 않도록 한다.

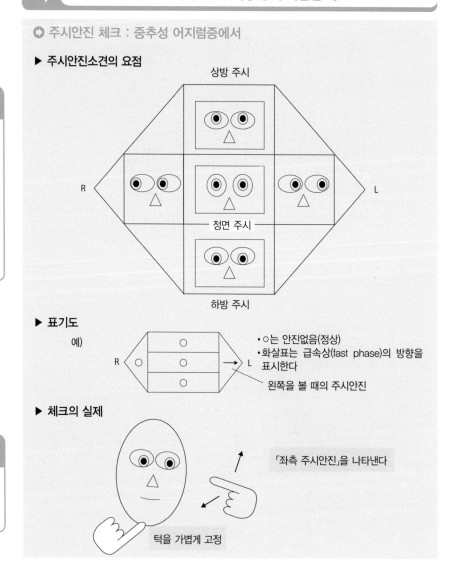

▶ 표기도

예)

• ○는 안진없음(정상)
• 화살표는 급속상(fast phase)의 방향을 표시한다

왼쪽을 볼 때의 주시안진

▶ 체크의 실제

「좌측 주시안진」을 나타낸다

턱을 가볍게 고정

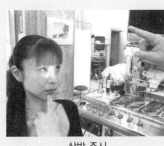
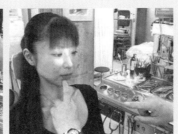

상방 주시   하방 주시

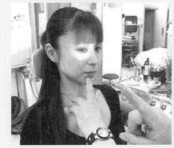
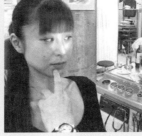

우측 주시   좌측 주시

① 내이성 어지럼증으로는 주시안진이 생기지 않는다.

② 좌측이나 우측으로, 한 쪽만 주시안진이 관찰되는 경우에는 동측 뇌간장애를 의심한다.

③ 상방/하방 주시안진이 관찰되는 경우에는 소뇌 또는 중뇌의 장애를 의심한다.

참조

「자발안진(비주시 상태)」의 체크

• 앉은 자세에서 정면으로 머리를 고정한 상태에서, 프렌첼 안경을 쓰게 하고(이렇게 함으로써 비주시 상태를 만듦), 정면 주시, 상방 주시, 하방 주시, 우측방 주시, 좌측방 주시를 시킬 때 나타나는 안진을 자발안진이라 한다.

• 자발안진은 비주시 상태의 안진으로, 눈으로 입력되는 신호가 배제된 상태(내이의 신호는 반영됨)를 나타내기 때문에, 자발안진이 나타나는 경우에는 말초성(내이성) 어지럼증을 의심한다.

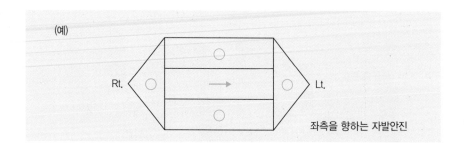

(예)

Rt.   →   Lt.

좌측을 향하는 자발안진

환자가 의자에 앉고 나서 - 스크리닝 ⑤ 눈의 움직임

● ETT와 OKN의 스크리닝 : 중추성 어지럼증의 감별에 유용

▶ 시표추적검사(ETT) 스크리닝 테스트
(정밀검사법에 대해서는 29페이지 참조)

▶ 시운동성검사(OKN) 스크리닝 테스트
(정밀검사법에 대해서는 27, 28페이지 참조)

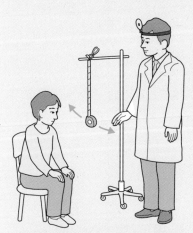

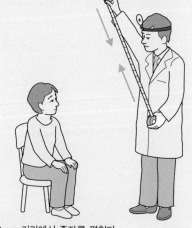

줄자의 몸통을 천천히 좌우로 움직인다.
환자는 눈으로만 따라가게 한다.

60 cm 거리에서 줄자를 펼친다.
좌우로 천천히 움직이며 10cm마다 숫자를 보게한다.

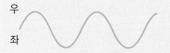

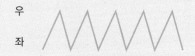

- 부드럽게 따라온다(정상)
- 멈칫멈칫하는 양상(이상)
  → 중추성 어지럼증의 가능성이 있음

- 10cm마다 리드미컬하게 움직인다(정상)
- 움직이지 않음, 반대로 움직임, 보이지 않는다고
  하는 등(이상) → 중추성 어지럼증의 가능성이
  있음

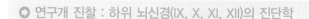

환자가 의자에 앉고 나서 - 스크리닝 ⑥ 연구개·혀 진찰

◉ 연구개 진찰 : 하위 뇌신경(IX, X, XI, XII)의 진단학

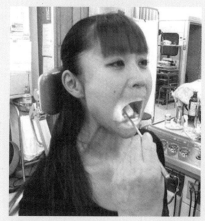

설압자로 살짝 누른다(강하게 눌러 구역반사를
일으키지 않도록 한다)

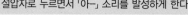

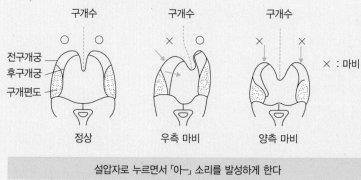

설압자로 누르면서 「아一」 소리를 발성하게 한다

「아一」라고 발성할 수
있다(정상)

코로 새나가는
「아一」 소리

↓

우측 뇌간장애

↓

신경과 또는
신경외과로

「가一」라는 소리 밖에 나지 않음
(「가一」소리도 나지 않음, 코고는
소리 비슷한)

↓

핵상마비(supranuclear palsy)

↓

신경외과로(심한 경우에는
호흡관리, 기관내삽관)

◉ 혀 진찰

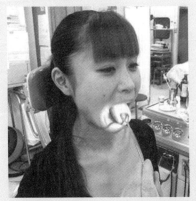

관찰소견에서 생각해야 할 것은? → 마비측의
뇌간장애를 의심한다

체크1　「혀를 아래로 내밀 때」

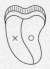

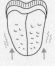

똑바르게 내밀 수　　　왼쪽으로 치우침　　　떨림, 위축(주름)
있다(정상)
　　　　　　　　　　　↓　　　　　　　　↓
　　　　　　　　　우측뇌간의 장애　　　파킨슨병이나
　　　　　　　　　　　　　　　　　　　척수소뇌변성증
　　　　　　　　　　　↓　　　　　　　　↓
　　　　　　　　　신경과 또는　　　　　신경과로
　　　　　　　　　신경외과로

체크2　「파타카, 파타카 , …」라고 10번 반복해서 말하게 하고, 발음장애 유무를 확인한다.
　　　　→ 원활하게 말 할 수 없는 경우에는 신경과 또는 신경외과로

⏩ 환자를 일으켜 세워서 시행하는 스크리닝 ① 눈감고 일어서기

　환자가 일어선 상태에서 시행하는 두 가지 검사(눈감고 일어서기, 제자리걸음)는 결코 생략할 수 없는 단계이다. 이 두 검사는 전신균형(total body balance)을 체크하는 것으로, 이를 통해 내이성 어지럼증은 물론, 뇌간소뇌 장애에서 파킨슨병, 꾀병 등의 진단까지 도출할 수 있다.

◑ 눈감고 일어서기

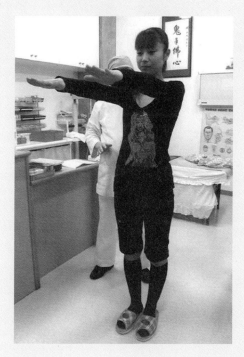

NOTE

5페이지에서 보았던 「평형유지의 원리」를 바탕으로 해설한다. 이 검사를 통해 「입력신호」 중에서 시각을 차단하고, 내이와 고유감각을 통한 입력만 있는 상황에서 출력에 해당하는 밸런스가 무너지는지를 관찰할 수 있다.

【주의사항】

① 굽이 높은 구두는 벗도록 한다

② 넘어짐, 골절 등을 막기 위해서 검사자는 반드시 환자의 뒤에 서서 관찰한다

　• 검사 중에 휘청거리는 경우에는 이상이 있는 것으로 판단하며, 이비인후과나 신경과, 또는 신경외과에 컨설트한다.

▶ 환자를 일으켜 세워서 시행하는 스크리닝 ② 제자리걸음

◉ 제자리걸음(눈감고)

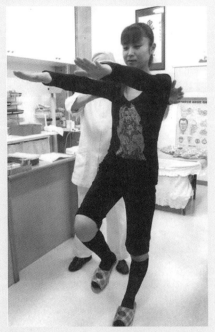

【내이성 어지럼증】　　　　　　　　【소뇌장애】

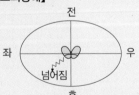

α 이행각
β 회전각
γ 이행거리

후방을 향한 실조성 보행

- 원칙은 100걸음이지만, 50걸음으로도 괜찮다. 눈감고 일어서기와 마찬가지로 검사자는 뒤에 서서 관찰한다.
- 내이성 어지럼증은 대부분 환측으로 기운다.(하지만 비틀거림은 없음)
- 소뇌성 어지럼증, 또는 경성 어지럼증(頸性, Cervical vertigo)에서는 비틀거림으로 인해 대부분 후방으로 이동하는 경향이 있다. 특히 소뇌성 어지럼증에서는 넘어질 위험이 크기 때문에 검사자는 반드시 환자 뒤에서 보조해야 한다.

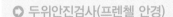 환자를 눕혀서 시행하는 스크리닝 ① 두위안진(positional nystagmus)검사

자발안진(spontaneous nystagmus), 두위안진(positional nystagmus), 두위변환안진(positioning nystagmus)의 3가지는 모두 프렌첼 안경(또는 ENG 검사기)로 시행하는 안진검사로, 내이(內耳)에서 유래한 어지럼증의 진단에 있어 극히 중요한 소견이다.

● 두위안진검사(프렌첼 안경)

안진의 기술은 급속상(fast phase)의 방향을 화살표로 간단히 표현한다.

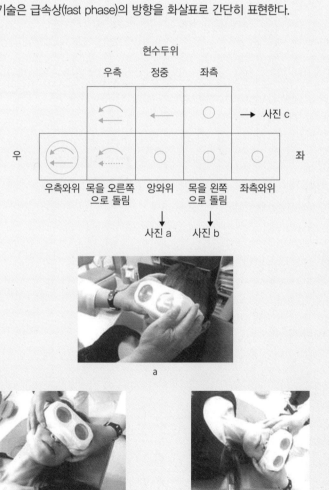

a

b

c

안진의 기재법	
←	: 수평성 안진
⌢	: 회전성 안진
⟵	: 미약한 안진
○	: 안진 확인되지 않음
⟲	: 어지럼증이 유발됨

프렌첼(Frenzel) 안경에 대해서

1. 20 디옵터의 볼록렌즈로 반(半)주시상태(주시조건을 벗어나게 만듦)를 조성. 측면에서 꼬마전구로 안구를 비춰서, 검사자가 정면에서 관찰할 수 있게 하는 도구.
2. 내과의사의 청진기에 해당하는 도구라 할 수 있다.
3. 전원은 코드가 없는 것이 좋다.
4. 직접 만들 수도 있다.(83페이지 참조)

> **환자를 눕혀서 시행하는 스크리닝 ② 두위변환안진(positioning nystagmus)검사**

○ 두위변환안진검사

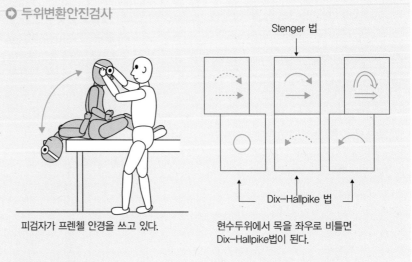

피검자가 프렌첼 안경을 쓰고 있다.

현수두위에서 목을 좌우로 비틀면
Dix−Hallpike법이 된다.

안진 기재법

⇒과 같은 큰 화살표는 격심한 안진을 나타낸다.

【진단의 포인트】

① 두위변환후에 잠깐의 시간이 지난 다음에 안진이 출현하고, 어지럼증이 점차 감쇠하는 경우 → 양성발작성두위현기증(가장 흔한 어지럼증)을 의심한다.

② 두위변환후에 보이는 안진(어지럼증)이 감쇠하지 않고 지속하는 경우 → 중추성 어지럼증을 의심한다.

> **자율신경검사**

○ 자율신경계 기능검사

- **기계적 자극법**
    - 안구압박시험(※너무 세게 누르면 심정지를 일으킬 위험이 있으므로 주의)
    - Czermak−Hering 경동맥동압박시험
- **혈압과 지표**
    - 쉘론 검사(Schellong's test)
- **말초성약효시험**
    - 아드레날린 시험
    - pilocarpine 시험
    - atropine 시험

- 중추성약효시험
  - methylcholine 시험
- ECG
  - 심전도 R-R 간격의 CV%(타카야쓰-후타키)

이런 자율신경기능 검사는 여러 교과서에 실려 있지만, 실제로 시행되는 경우는 적다. 별로 파퓰러하지 않은 것은 너무 번잡하기 때문이 아닐지.

하지만 자율신경이 어지럼증의 발생에 있어서 중요한 배경인자라는 점에 있어서는 변함이 없으며, 저자는 위 검사들 가운데 쉘론 검사(Schellong's test)를 어지럼증의 루틴검사로 삼고 있다.

쉘론 검사는 손쉽게 시행할 수 있는 자율신경검사이며, 간호사에게 일임할 수 있으므로 꼭 시행하기 바란다. 아래에 간단히 설명하였다.

◐ 쉘론 검사의 실제

1단계

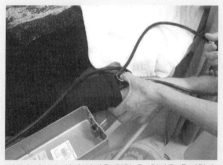

3분간 바로 누워서 안정을 취한 후, 혈압을 측정한다.

2단계

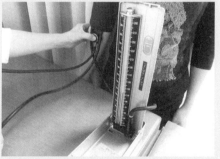

10분간 서 있다가 선 채로 동일한 검사자가 혈압을 측정.(심장질환자에게는 의자를 준비해주고, 너무 힘들면 앉도록 교육한다)

> **쉘론 검사**
> **(Schellong's test)**
>
> 많은 교과서에서 「쉘롱 검사」라고 기술하고 있지만, 프랑스 인명이므로 정확한 발음은 「쉘론 검사」이다.

【판정기준과 해설】

① 아래(이완기)/위(수축기) 혈압에 10 mmHg 이상의 상승이나 저하가 관찰되는 경우

② 어느 한 쪽이 20 mmHg 이상 변동하는 경우

③ 저명한 「빈맥」이 관찰되는 경우

①~③ 가운데 하나라도 양성이면 교감신경 과긴장상태(자율신경실조증)로 진단한다.

영상의학적 진단을 요하는 질환은 어떤 것인가?

영상의학적 검사를 통해서 알 수 있는 정보

측두골 ↓ (X선, CT) 그림 1-2,3	중이염 청신경종양	– 유돌봉소의 발육부전, 고실의 골결손(진주종) – 내이도내(ear tumor)(그림 1-2,5, 상세는 제4장의 5증례, 138페이지를 참조) 내이도("erosion") 내이도외(그림 1-6~8)
후두개와 ↓ (CT, MRI)	뇌간·소뇌의 출혈, 경색·혈관이상·종양 척수소뇌변성증(그림 1-7, 상세는 제4장의 4 증례, 133페이지를 참조)	
경부 ↓ (CT, MRI)	경추압흔상–경성 어지럼증(그림 1-8, 상세는 제4장, 6 증례, 142 페이 지를 참조)	
전·상부뇌 ↓ (MRI, MRA)	뇌혈관장애– 반신마비, 파킨슨병 (어지럼증의 주된 병소가 아닌 경우 가 많다) (그림 1-9)	

어지럼증과 관련된 영상을 아래에 실었다.

영상 1   그림 1-2, 3을 참조

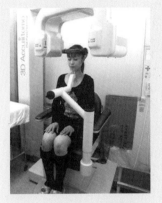

그림 1-2. 3차원 CT 촬영중

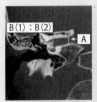

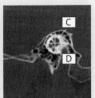

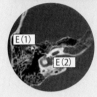

【계측비교부위】
A : 내이도 지름
B(1) : 횡능상부
B(2) : 횡능하부
C : 와우 – 세로 길이
D : 와우 – 가로 길이
E(1) : malleus – 좌측 길이
E(2) : malleus – 우측 길이

그림 1-3. 3차원 CT 영상

영상 2   그림 1-4, 5를 참조

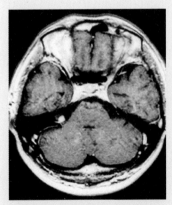

그림 1-4. 청신경종양의 MRI
우측 내이도내에서 튀어나온 콩알
크기의 청신경종양[화살표는 ear
tumor(조기 청신경종양)]

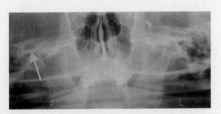

그림 1-5. 내이도 단층 X선 사진
화살표 표시부위에 좌측 내이도구의 변연확
대(erosion)이 관찰됨. 감마나이프 치료후 소
실되었다.

영상 3　그림 1-6~8을 참조

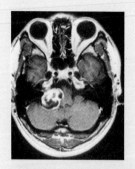

그림 1-6. 거대화한 청신경종양의 MRI
낭포화·종대를 보이며, 뇌간과 소뇌를 압박하는
거대한 청신경종양.(처음에는 이명만 호소하였던
증례) 개두술을 시행하였다.

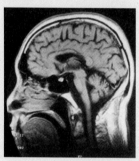

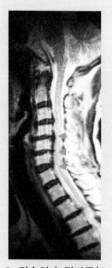

그림 1-7. 척수소뇌변성증의 MRI
뇌간·척수의 심한 위축이 관찰됨

**그림 1-8. 경수의 눌림자국(Cervical cord com-
pression)**
$C_{3/4}$, $C_{4/5}$, $C_{5/6}$에 추간판탈출에 의한 압흔상이 관찰됨(
화살표)

그림 1-9를 참조

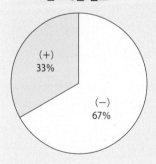

그림 1-9. 영상의학적 검사에서 중추신경장애의 비율
ENG 검사에서 중추신경장애를 의심하여 영상진단을 시
행한 환자들 가운데 1/3에서 이상소견이 관찰되었다.

- 그림 1-9가 의미하는 바는 어지럼증 환자를 신경(생리)학적으로 진찰하는 과정에
서 얻을 수 있는 정보에는 영상의학적 검사보다 우선적으로 확인해야 할 중요한
포인트가 담겨있다는 것이다.
- 영상학적으로 이상 소견이 없는 경우라 해도 경과는 관찰해야 할 것으로 생각된다.

이비인후과에서의 2차 검사

여기서는 환자를 의뢰했던 주치의가 이비인후과(또는 신경외과) 전문의에게서 온 회신 소견서를 이해하는 데 도움이 될 수 있도록 실제로 시행되는 2차적 검사를 개괄한다. 이비인후과의사에게는 어지럼증 검사의 실제를 보여주는 내용이 된다.

오디오그램의 해석

오디오미터와 무향실에서의 청력체크

▶ 무향실(리시버와 응답버튼)

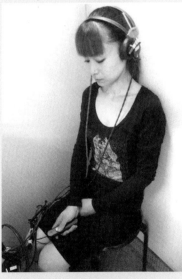

▶ 외래진료실용의 일반적인 오디오미터

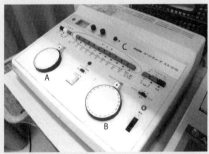

A: 순음(純音)의 볼륨
B: 노이즈의 볼륨
C: 125~8,000Hz에 걸친 8 옥타브의 주파수 전환 버튼

- 기도청력을 체크한다.
- 희미한 소리라도 들리면 버튼을 누르도록 일러둔다.
- 버튼을 누를 수 없는 사람(유아, 치매환자 등)과 누르지 않는 사람(정신질환자나 꾀병환자)를 구별해야 한다. 즉, 기계에 맡길 수 없는 심리 테스트적인 요소도 있다.
- 무릎 앞에 있는 것이 골전도 리시버이며, 진동 부저를 하나씩 귀 뒤쪽의 유돌부에 갖다 댄다.

◉ 기도·골도청력의 원리

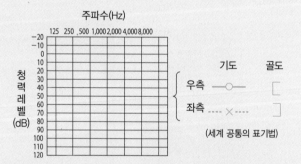

골도음

기도음

- 기도음(氣導音)은 리시버에서 중이·이소골 연쇄를 거쳐 와우로 전달된다.
- 골도음은 귀 뒤쪽의 유돌부 뼈에 부착한 진동단자에 의해 와우가 직접 진동되는 것이다.

◉ 오디오그램

▶ 오디오그램

▶ 전음성 난청(왼쪽)과 감음성 난청(우측)의 오디오그램

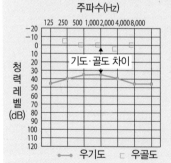

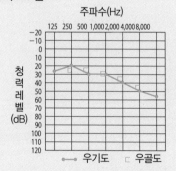

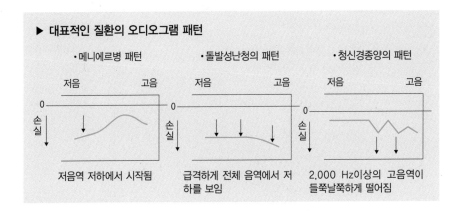

▶ 대표적인 질환의 오디오그램 패턴

• 메니에르병 패턴	• 돌발성난청의 패턴	• 청신경종양의 패턴
저음역 저하에서 시작됨	급격하게 전체 음역에서 저하를 보임	2,000 Hz이상의 고음역이 들쭉날쭉하게 떨어짐

⇒ ENG(electronystagmograph:안진전도)의 실제

◐ ENG

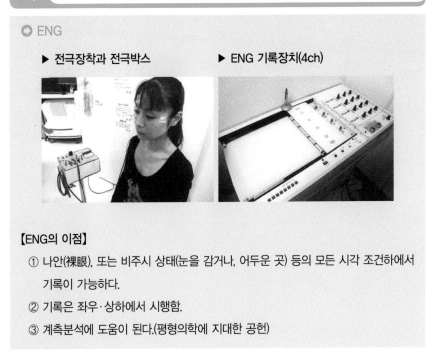

▶ 전극장착과 전극박스   ▶ ENG 기록장치(4ch)

【ENG의 이점】

① 나안(裸眼), 또는 비주시 상태(눈을 감거나, 어두운 곳) 등의 모든 시각 조건하에서 기록이 가능하다.

② 기록은 좌우·상하에서 시행함.

③ 계측분석에 도움이 된다.(평형의학에 지대한 공헌)

ENG 검사 중에서 어지럼증에 관련된 것으로 OKN(optokinetic nystagmus; 시운동성안진) 검사와 ETT(eye tracking test;시표지자추적검사), 수평수직유도 의 안진기록에 대해서 설명한다.

◐ OKN 기록장치의 원리와 실제

▶ 반원통형 광학방식 OKN 자극장치의 기록

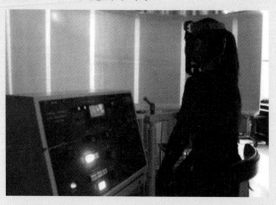

- 반원통형의 스크린에 빛을 쏘아서 세로줄무늬를 만들고, 그 움직임을 눈으로 쫓게하여 ENG에 기록한다.(실제로는 어두운 곳에서 시행함)
- OKN의 원리에 대해서는 제2장 「평형기능의 기초·그3」(36페이지)을 참조

▶ 안구운동의 핵상성신경로

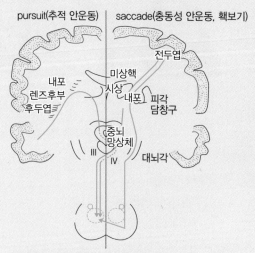

(우측은 전두엽중뇌로, 좌측은 후두엽중뇌로를 나타냄)
淸水夏絵 : 1985를 저자가 변경함

▶ OKN 기록

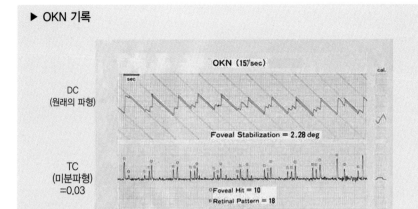

- 미로(내이)기능상실 환자의 OKN
- 색으로 표시한 부분은 「황반고정」(foveal stabilization)이 나쁘다. 「주변시타수」
  (retinal pattern)도 많다.
- 후부뇌(뇌간, 소뇌)의 기능저하로 인해, 시각표지자의 포착이나 추적이 좋지 않은
  것을 관찰할 수 있다.

○ ETT(EYE TRACKING TEST)의 실제

【검사법】

- 스크린 위에서 사인파 궤도로 움직이는 빛을 추적하게 한다.(턱은 고정)
- 타겟은 수평으로 움직임. 그래프의 가로축은 시간, 그래프의 위와 아래는 각각
  우측과 좌측. 푸른색은 타겟.

▶ ETT : No.1

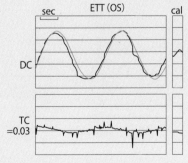

본증례와 같은 미로(내이)기능상실자에서는 황반(fovea)에 초점이
맞지 않는 jumbling이 일어난다.

▶ ETT : No.2

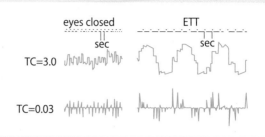

- 휘청거림을 주소로 내원한 고령자(89세)의 ETT(오른쪽)
- 계단식의 파형은 소뇌기능저하를 나타낸다.

◉ 수평·수직유도 안진기록의 실제

▶ 수평유도

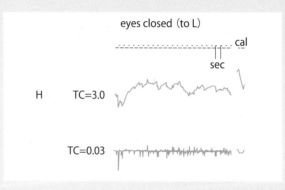

수평안진(H)

전극을 눈의 좌우측 바깥쪽에 붙여, 눈의 수평방향 움직임을 기록함.

수직안진(V)

눈꺼풀 아래위에 전극을 붙여, 눈의 수직방향 움직임을 기록함.

- 눈을 감은 상태에서의 자발안진을 나타낸다. 초기 청신경종양의 증례.(우측 청신경)
- 위 그래프는 수평성분만 기록한 것으로 좌향안진이 있다.
- 본증례에 대한 상세한 내용은 제4장 5의 「증례1」을 참조.

▶ 수평·수직유도

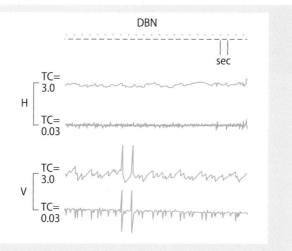

- MRI에서 경수압박을 확인한 어지럼증 환자의 하안검방향 수직성안진(down beat nystagmus : DBN). H는 수평방향, V는 수직유도를 나타낸다.
- 본증례의 상세는 제4장 6을 참조.

▣▶ 중심동요계

중심동요계는 환자를 삼각형의 발판 위에 세워서 기록한다. 환자는 흔들림 속에서 직립(直立)한다. 본검사에서는 중심 궤적이 출력된다.

◯ 중심동요계(GRAVICORDER)

▶ 기록장치

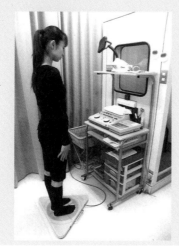

눈을 뜨고 1분, 감고 1분씩 기록한다.

▶ **기록의 실제**

79세 여성 「좌측 내이성 어지럼증」(진단명)

주소 : 기록시 「오늘은 비틀거려요」 라고 함.

NOTE

은행잎 추출물을 투여함으로
써 중심동요가 개선된 증례
에 대해서는 제4장 8을 참조.

•중심궤적도　눈을 뜬 상태(60초)

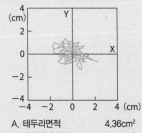

A. 테두리면적　　　　4.36cm²
B. 단위궤적 길이　　　1.73cm/s
C. 총궤적의 길이　　　104.02cm

•중심궤적도　눈을 감은 상태(60초)

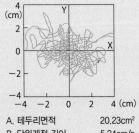

A. 테두리면적　　　　20.23cm²
B. 단위궤적 길이　　　5.24cm/s
C. 총궤적의 길이　　　314.52cm

•중심변위도(눈을 뜬 상태)

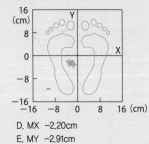

D. MX　−2.20cm
E. MY　−2.91cm

•중심변위도(눈을 감은 상태)

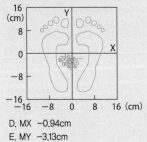

D. MX　−0.94cm
E. MY　−3.13cm

• 상단은 중심궤적도. 눈을 감았을 때 내이의 불균형감이 심해져 동요가 증강된다.
• 하단은 족저도에 투영한 그림. 중심(重心)이 좌측으로 쏠려있는 것을 알 수 있다.

PART 02

어지럼증의 기초강의

본장은 「어지럼증의 기초강의」란 제목으로, 내이(內耳)의 구조나 평형기능 등, 어지럼증을 공부하는 데 있어 기초적인 내용을 최대한 지루하지 않은 읽을거리로 구성하였다. 내용은 저자가 동경대학교 재직중에 일반독자용으로 알기 쉽게 집필한 「어지럼증의 의학(めまいの医学)」을 바탕으로 한 내용이 많다.

위 책은 놀랍게도 그 해의 일본도서관협회 선정도서로 채택되었다. 원래는 일반독자의 이해를 위해서 최대한 쉽게 설명한 것이었는데, 「후타키 선생, 이 책은 어떤 독자층을 대상으로 쓴 것인가? 오히려 이제부터 어지럼증을 공부하는 전공의들이 읽으면 아주 좋겠어!」라는 쿠마자와 선생님(熊澤 忠躬, 저자의 선배로 관서의과대학 이비인후과 명예교수)의 말씀을 듣고, 개업 3년차에 다시금 고심 끝에 「어지럼증 진료실(めまいの診察室, 中央書院, 1998)」을 제2탄으로 출판하였다. 이 무렵, (일본)어지럼증학회의 임원교수 몇 분께서 「지방의 의사회 등에서 내과의사를 대상으로 어지럼증 강의를 부탁받을 때면 자네의 책이 보물과 같다네」라는 이야기도 들었다.

일반적으로 말하자면, 학자가 쓰는 교과서는 이런 기초적인 이해를 전한다는 측면에서는 불친절한 것들이 많다. 다소 잡학적인 느낌이 있더라도, 이런 기초를 충분히 이해하는 것이 진단·치료에 추진력이 된다고 생각해서 본장을 제3·4장의 앞자리로 설정하였다. 어지럼증의 진단학은 clinical physiology를 종합하는 과정이라 해도 좋다. 본장이 도움이 되길 바란다.

평형기능의 이해

어지럼증을 이해하기 위해서는 평형기능에 대한 이해가 필수불가결하다. 여기서는 우선 어지럼증을 쉽게 이해하기 위한 방편으로, 평형기능의 기초를 그림으로 해설하였다.(「평형기능의 기초·1~4」)

그 뒤에는 잡학과 실학이 섞인 풍부한 컬럼을 읽어가면서 어지럼증에 대해 생각해보기로 한다. 4개의 모식도를 적절히 참조하면서 읽어나가기 바란다.

▶ 평형기능의 기초

◉ 평형기능의 기초 1: 전정미로(내이에 있는 균형감각기)의 구조

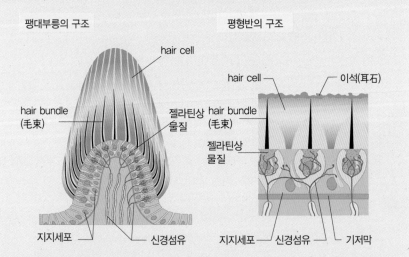

팽대부릉의 구조 / 평형반의 구조

【팽대부릉의 구조】(왼쪽 그림)

머리가 회전하면, 반지모양의 반고리관도 회전한다. 그러면 그림의 핑크색 부분은 좌우 어느 한 쪽으로 움직이게 된다. 그 위의 하얀 부분에는 내림프(endolymph)라는 액체로 차있어서 관성이 유지되기 때문에, 푸른색의 젤라틴상 물질(팽대부릉, cupula)은 내림프와 반대방향으로 굽어진다. hair bundle의 구부러짐은 유모세포에서 전기신호(발화)로 바뀌어 신경섬유를 따라 중추신경계로 전해진다.

【평형반의 구조】(오른쪽 그림)

　탄산칼슘으로 이루어진 이석(耳石)이 올려진 젤라틴층 속에 모속(毛束, hair bundle)이 들어 있다. 핑크색 부분이 직선가속에 의해 움직이거나, 인력으로　기울어지면 이석이 있는 부분과 핑크색 부분 사이의 어긋남으로 인해 모속(hair bunlde)이 기울게 된다. 마찬가지로 유모세포가 발화한 전기신호는 신경이 모이는 전정신경핵을 거쳐 중추신경계로 입력된다.

<blockquote>
평형반(macula)

난형낭(utricle), 구형낭(sac-cule)의 바닥에 있는 토란잎 같은 모양의 「평형반」은 중력, 또는 직선가속도의 센서 역할을 담당한다.
</blockquote>

● 평형기능의 기초 2: 신체의 평형을 유지하는 신경조절

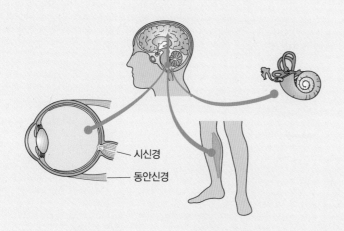

시신경

동안신경

<blockquote>
NOTE

• 도대체 평형에 관한 신경생리학을 왜 공부해야 하는지 궁금한 독자도 계실지 모르겠다. 하지만, 본문의 그림에서 보이는 3 종류의 입력 가운데 어느 한 부분이라도 이상이 있으면 신체의 밸런스가 무너지고, 어지럼증이 생기게 된다.

• 어지럼증 치료에 임하는 의사는 어지럼증의 국소 진단(검사)을 함에 있어 언제나 이 시스템 전체를 염두에 두고 있어야 한다. 「고막이 빨갛다. 중이염이군」이라는 식으로 간단하게 되지 않기 때문이다.
</blockquote>

• 이 그림은 사람이나 동물에서 신체의 균형을 유지한다거나, 밸런스를 잘 유지하며 운동할 수 있도록 하기 위한 신경의 짜임새를 3 종류의 「입력」으로 집약하여 알기 쉽게 표현한 것이다. 제1장(4 페이지)에서도 같은 그림이 나왔었다.

• 첫 번째 입력은 시각으로 들어오는 신호이다. 사람은 「눈(eye)의 동물」이라고 할 정도로 시각이 발달되어 있어서 시야의 구석에서 구석까지 220도 정도를 커버할 수 있다. 우선 자신이 서있는지, 누워있는지, 전진하는지, 후진하는지, 오른쪽으로 가는지, 왼쪽으로 가는지에 관한 시각정보가 「시신경」(그림에서 노란색 부분)를 통해 신속히 뇌에 전달된다. 그리고 사물을 정확히 봄으로써(시점고정) 자세를 고치는 작업은 안구의 상하좌우에 연결된 외안근(그림의 핑크색 부분)에 연결된 「동안신경」에 의존한다.

• 두 번째 입력은 그림의 오른쪽에 파란색으로 표시괸 부분, 즉 내이(=미로)에서 온 신호이다. 머리가 어떤 복잡한 움직임을 하던지, 그 움직임은 이 지구상에서는 「회

「전각속도」와 「직선가속도」(중력도 그 중 하나)라는 두 가지 운동패턴으로 요약될 수 있다. 「평형기능의 기초 1」에서 확인한 바와 같이, 미로에는 이 두 가지 운동에 대한 센서가 완벽히 갖춰져 있다. 따라서 모든 종류의 움직임에 대응되는 신호가 전정신경핵(3개의 파란색 화살표의 촉)을 거쳐 뇌로 전달되는 것이다.

· 세 번째 입력은 근육인 피부, 관절 등에 분포하는 가느다란 감각신경망에 의한 신호로 「고유감각(proprioception)」이라 불리는 것이다. 주로 척수 중앙에서 뇌로 상행한다. 예를 들면, 서있는지, 의자에 앉아있는지, 그 자세에 따라 발바닥이나 엉덩이의 피부에서 전해지는 신호는 각기 다르며, 근육의 신축정도, 관절의 굴곡정도도 모두 다르다. 이런 정보들이 전부 신호로서 뇌에 전달되는 신경망인 것이다.

· 이 세 가지 「입력」정보는 중추에서 통합·조정되며, 그에 대응하는 「출력」은 「자세나 운동에 따른 밸런스의 유지」를 위한 신경조절이다.

◐ 평형기능의 기초 3: 안구를 움직이는 신경의 네트워크

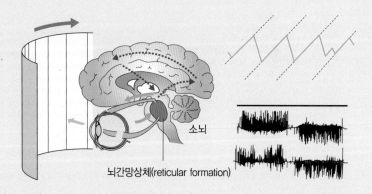

소뇌

뇌간망상체(reticular formation)

· 가령 좌우 어느 쪽 내이에 이상이 있는지를 보기 위해서, 세반고리관을 검사한다고 하자. 그래서 귀에 물을 넣고 눈의 움직임을 체크하는 시험을 하게 되었다.(온도시험) 하지만 이 검사에서 좌우차가 관찰된 경우라 해도 어디까지나 「안구를 움직이는 신경 네트워크에는 이상이 없는 것으로 간주한다」라는 전제가 필요하다. 이 네트워크가 바로 그림의 갈색부분, 「뇌간망상체(reticular formation)」에서 안구로 향하는 녹색 화살표 부분이다.

· 원래 갈색부분은 밸런스에 관계된 신경계의 통합·조정에 중심적인 역할을 하는 부분이다. 따라서 이 부분의 기능을 체크하는 검사는 어지럼증의 원인이 진짜로 내이장애로 인한 것인지, 혹시 중추성 장애로 인한 것은 아닌지를 파악하는 데 대

단히 중요하다.

- 그림과 같이 눈앞에서 세로줄무늬가 있는 원통이 오른쪽으로 돌아가면, 시각신호
는 뇌간망상체를 거쳐 대뇌 안에서 붉은 색 점선을 따라간다. 처리된 정보는 최종
적으로 동안신경(그림의 우하향 녹색 화살표)을 따라 내려가, 차례로 지나가는 줄
무늬(스트라이프)에 시점(눈의 초점)을 고정하기 위한 반사, 즉 시운동성안진
(optokinetic nystagmus:OKN)을 유발한다(오른쪽은 그 안진을 기록한 것). 이를 보정
하는 컴퓨터에 해당하는 부분이 소뇌(cerebellum, 그림의 회색부분)이다.

⊙ 평형기능의 기초 4: 와우의 구조와 내림프(ENDOLYMPH)

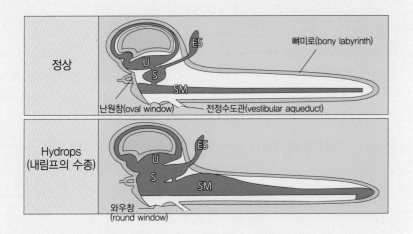

NOTE

- 원래 귀라는 장기는 인체에
서 가장 복잡한 장치라고
한다. 중이와 내이를 합쳐
1.8cm 크기에 불과하지만,
고막에 3개의 뼈가 붙어 있
고, 난원창, 와우창이라는
2개의 제2고막이 내이로 연
결되며, 골미로(미로골포)
내부공간은 와우미로와 전
정미로라는 2개의 작용이
다른 구획으로 나뉘어진 복
잡한 구조로 되어있다.
- 이 2개의 구획은 각기 외림
프와 내림프로 채워져 있으
며, 유모 감각세포(hair cell)
만이 아니라 이석까지 같이
존재한다. 뇌척수액강과는
전정수도관으로 교통하며,
소뇌를 감싸는 뇌경막 위에
는 속림프주머니(endo-
lymphatic sac)가 있다. 또
한 고막의 후상방으로 안면
신경이 주행하고 있으며,
미각을 담당하는 고삭신경
역시 중이강을 지난다.

- 위 그림은 「2바퀴 반」을 회전하는 사람의 「와우(蝸牛, cochlea)」를 펼친 모식도이
다. 살색 윤곽은 뼈미로(bony labyrinth)이며, 등자뼈(stapes)가 있는 부분은 난원
창(oval window), 그 아래에 하늘색과 녹색이 만나는 휘어진 부분은 와우창
(round window)이다. 오른쪽 아래로 뻗어나간 흰색 막대는 전정수도관이다. 오른
쪽으로 길게 펼쳐진 부분은 와우관이다.

- 위 그림의 「정상」을 예로 들어 설명하자면 하늘색 부분은 외림프강(perilymphatic
space), 남색은 내림프강(endolymphatic space)이다. SM(scala media)라는 것
은 「중간계단 (와우관)」이라 불리며, 그 위에 있는 전정계단(scala vestibuli)이라 불
리는 하늘색 부분과는 라이스너막(Reissner's membrane)으로 분리되어 있다. 옆
으로 펼쳐진 그림의 SM에서 좌측은 높은 음, 우측은 낮은 음을 듣는 유모세포
(hair cell)가 분포하고 있다. S라고 표시된 것은 「구형낭(sacculus)」, U라고 표시된

것은 「난형낭(utriculus)」으로 평형반(macula)이 위치하고 있다. 그 위에 있는 고리는 반고리관이다. S(구형낭)와 SM(중간계단)은 결합관(ductus reuniens)으로, S와 U는 「난형낭-구형낭 밸브」로, S와 ES(endolymphatic sac, 속림프주머니)는 「내림프관(endolymphatic duct)」으로 각각 서로 통하고 있다.

- 내림프는 SM에서 만들어지며, ES와 그 앞에 있는 내림프관으로 흡수된다. 그 생산과 흡수 사이의 밸런스가 무너지면, 아래 그림의 Hydrops(내림프 수종)와 같이 내림프강(남색)의 팽륭·신전이 일어나며, 헤르니아(hernia, 장기가 원래 있어야할 공간에서 이탈해 버리는 상태)가 될 수도 있다. 어지럼증 발작은 내림프강을 둘러싼 막의 어딘가가 파괴될 때 일어나는 것으로 여겨지고 있다.

▶▶ 회전성 어지럼증(vertigo)과 비회전성 어지럼증(dizziness)

도쿄대학 전정 클리닉을 방문한 어지럼증 환자들의 호소
- 눈앞이 깜깜한 느낌 5%
- 떠다니는 느낌(부유감) 5%
- 기타 5%
- 휘청거림·흔들림 26%
- 회전성 어지럼증 59%

어지럼증의 정의를 내린 사람은 지금까지 40여명이나 되지만, 기억할 점은 어지럼증에는 회전성의 vertigo와 비회전성의 dizziness가 있다는 것이다. 전문의가 제일 먼저 파악하고자 하는 것도 역시 이 구별점이다.

그 이유는 대략적으로 나눠서 vertigo는 내이성 어지럼증인 경우가 많으며, 후자의 dizziness는 중추성이나 그 밖의 원인에 의한 경우가 많기 때문이다. 좀 더 알기 쉽게 말하자면, 빙글빙글 도는 어지럼증은 경악스럽기는 하지만 치명적인 것은 아니다. 반면, 흔들흔들 하거나, 쓰러질 것 같거나, 일어서면 앞이 깜깜해지는 어지럼증은 치명적일 수도 있다.

참고로 저자가 도쿄대학 이비인후과 재직시에 1990년 1년 동안 전정 클리닉을 찾았던 어지럼증 환자들의 호소를 원그래프로 만들어 보았다. (왼쪽 그림)

Column 1

어지럼증의 어원과 그 분류

20여년 전 「어지럼증의 치료」 심포지움에서 고(故) 福田 精 기후(岐阜)대학명예교수께서 소개해 주신 에피소드가 있다. 약 100년 전에는 정신병을 치료하기 위해 환자를 회전의자에 묶어서 빙빙 둘렸다고 한다. 이렇게 하면 「유발성 어지럼증」이 일어나 환자는 극심한 구토를 하게 된다. 정신병자의 마음에는 악마가 들어와 있는데, 그 악마는 「어지럼증에 약하기」 때문에 이런 치료를 하면 달아난다는 것이 그 '원리'이다. 난동을 부리던 환자 결국 축 늘어져 버리면 성공적으로 악마를 추방한 것으로 간주된다. 하지만, 사실은 심한 멀미로 인해 극심한 피로가 찾아온 것 뿐이다.

이렇듯 악마도 두려워 하는 어지럼증이란 것을 과거에는 어떻게 정의(定義)했을까. 어원학적인 탐색의 정석대로, 그리스어를 찾아보자면 놀랍다고 해야 할지, 역시나라고 해야 할지, 오늘날과 같은 의미에서 2가지 어지럼증을 구분하고 있다. 하나는 dinos로 소용돌이처럼 빙빙 돌아가는 느낌을 표현하며, 또 하나는 skotos로 휘청거림이나 눈앞이 깜깜해지는 느낌을 나타낸다. 전자는 라틴어 vertere (영어의 turn)을 거쳐 영어의 vertigo가 되었으며, 이 회전성 어지럼증을 나타내는 단어는 히치콕 감독의 영화제목으로도 사용되었다. 후자는 영어로는 dizziness로 표현하며, 비회전성 어지럼증을 나타내는 의학용어로 사용된다. 다만, 영어권에서도 환자들은 vertigo든 dizziness든, I'm dizzy라고 한다.

이 2종류의 어지럼증을 나타내는 어휘는 프랑스어든, 이탈리아어든, 러시아어든 마찬가지이지만, 흥미롭게도 자부심의 언어, 독일어에는 vertigo에 해당하는 어휘가 없으며 dizziness에 해당하는 Schwindel뿐이다. 저 유명한 「어지럼증 학자」 Bárány 도 어쩔 수 없었던지, 어지럼증을 「혼미(昏迷)한 느낌」 등으로 이해하기 어려운 정의를 내린 바 있다. 이것이 1908년으로, 근대의학에서 최초로 어지럼증에 대한 정의가 성립된 것이었다.

평형을 유지하는 시스템 : 내이(內耳)의 작용

앞의 「column ①」의 말미에서 살펴본 정의에는 「불쾌감을 수반할 때」라고 되어 있는데, 확실히 평형을 유지하는 신경계통에 이상이 생겨 유발된 어지럼증은 대부분 불쾌감을 수반한다. 반대로 이 신경계에 이상이 없는 사람이 의도적으로 어지럼증 자극을 받은 경우에는 오히려 쾌감과 스릴(불쾌감까지 이르지 않는 이상감)을 느끼는 법이다.

그렇다면, 신체의 평형을 유지하는 신경계란 대체 무엇인가. 이 질문에 답하기는 대단히 복잡해서, 자세히 서술하자면 이 책의 몇 배 분량이 필요할 것이다. 간단히 말하자면 다음과 같다.

신체의 평형을 유지하기 위한 입력신호는 눈에서 유래한 것, 내이에서 유래한 것, 근육이나 관절에서 유래한 것의 세 가지로 한정된다. 이렇게 입력된 신호는 후두부에 있는 뇌간·소뇌라는 곳에서 통합·제어되고, 다시 고위중추에서 지령을 받아 균형을 유지하기 위한 신호가 출력되는 것으로 이해하면 충분하다.(「평형기능의 기초 ③」 참조) 여기서는 내이의 신호발생에 대해서 다루도록 한다.

회전각가속도 센서 : 유원지의 찻잔 놀이기구에서

유원지의 찻잔 놀이기구는 급격하게, 또 천천히 회전하는 큰 쟁반 위에서 잠간씩 멈춘다. 찻잔이 회전하든, 정지하든 어지럼증은 강하게 발생한다. 이 찻잔 놀이기구에 탄 사람이 가볍게 눈을 감았다고 치자.(즉, 시각의 영향을 차단) 만일 마주 앉은 친구의 관찰력이 예민하다면, 눈꺼풀 아래에서 안구가 팍팍 옆으로 튀는 현상(즉, 안진)을 관찰할 수 있을 것이다.(내과의사에게도 이 안진관찰은 대단히 중요하다) 그 메커니즘은 다음과 같다.

• 귀 안에 「세반고리관」이라는 기관이 있다는 것은 다들 잘 아실 것이다.
• 이 반고리관의 기원은 무엇일까. 바로 물고기의 몸 옆에 있는 점선상의 「옆줄(lateral line)」이다. 해파리나 게에는 이 옆줄이 없다. 세반고리관은 전(anterior), 외측(lateral), 후(posterior)의 반고리관 3 개로 이루어져 있으며, 각각 x·y·z면에서 90도로 교차한다고 알려져 있었다. 하지만 최근 CT나 MRI 분석에 의하면, 반드시 90도는 아닌 듯하다. 또한, 반고리관은 각각 인체내에서 치아의 에나멜 다음으로 강하다고 알려진 골미로에 의해 두껍게 보호되고 있다.
• 그 안에는 다시 막미로에 둘러싸여 있는 내림프라는 액체가 존재하며, 감각기관의 역할은 팽대부(ampulla)의 팽대부릉(cupula)에 있는 유모세포(hair cell)가 담당하고 있다.(「평형기능의 기초 ①」 참조)

회전과 안진의 메커니즘

위 그림은 찻잔 놀이기구에 탄 사람을 머리 위에서 내려다 본 모식도이다. 왼쪽 그림과 같이 찻잔이 돌아가면, 좌우 한 쌍의 외측반고리관도 검은색 화살표와 같이 회전하게 된다. 하지만 외측반고리관 내부의 내림프액은 관성에 의해 푸른색 화살표와 같이 반대방향으로 유동(流動)한다. 오른쪽 외측반고리관의 내림프액은 팽대부(ampulla)를 향해서 흐른다. 반대로, 왼쪽 외측반고리관에서는 내림프액이 팽대부에서 멀어지는 방향으로 흘러나간다. 그렇다면, 여기서 회전중의 안진은 오른쪽으로 튀는 셈인데, 과연 실제로도 그러할까.

다음으로 찻잔의 회전이 멈추었다고 하자. 오른쪽에 있는 정지시의 그림을 보면, 관성은 오른쪽 방향으로 작용하기 때문에 내림프액은 왼쪽 외측반고리관에서는 팽대부를 향해서, 오른쪽 외측반고리관에서는 팽대부에서 벌어지는 쪽으로 흐르게 된다. 그 래서 회전후 안진은 왼쪽을 향해서 튀게 된다. 이점에 대해서는 어떨까.

이런 의문을 해결한 사람은 프랑스 Strasbourg 대학의 생리학교수 Ewald(1848~1921) 이다. 그의 제1법칙에 의하면 외측반고리관에서는 팽대부를 향하는 흐름(ampullopetal) 이 멀어지는 흐름(ampullofugal)보다 강한 자극효과가 있으며, 전(anterior)반고리관에서 는 그 반대가 된다. 또, 제2법칙에 의하면 안진은 보다 강한 자극의 방향으로 발생하는 법이다. 따라서 그림에서의 안진방향을 표시한 화살표는 올바른 것이 된다.

Ewald는 이 실험에 다음 그림과 같은 「공기 망치(pneumatic hammer)」를 고안하여, 내림프액의 흐름을 유발하였다. 사용된 동물은 비둘기였는데, 두진(頭振, 즉 안진 대신 에 머리를 움직임)을 통해 안진을 쉽게 관찰할 수 있었기 때문이다. 예리한 통찰력은 보 편성을 갖는 법임을 통감케한다.

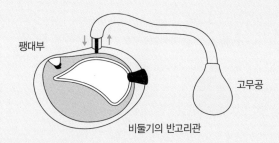

Ewald의 공기 망치(pneumatic hammer)
생리학자 Ewald가 비둘기 내이의 반고리관을 이용해 만든 실험장치. 회색부분이 내 림프액. 검은 부분에서 차단하고, 고무공을 눌렀다 뗐다 하면 팽대부릉(cupula)이 구 부러진다. 이렇게 해서 비둘기의 머리를 움직이는 것이 그 원리이다.(두진)

직선가속도 센서 : 그네의 쾌감

유아나 초등학교 저학년 아이들은 그네를 대단히 좋아한다. 어른들 중에서도 젊은 사람들은 롤러코스터와 같은 기계들을 좋아한다.

이 쾌감의 비밀은 전문용어로 말하자면 직선가속도이다. 뉴튼의 역학에서 사물 의 움직임을 나타내는 요소는 질량, 시간, 가속도가 있는데, 이 가속도에는 회전 각가속도와 직선가속도의 2 종류밖에 없다. 전자를 감지하는 센서는 반고리관의 팽대부릉(cupula)이며, 후자의 센서는 인접해 있는 난형낭반과 구형낭반(macu-la)이다.(「평형기능의 기초 ①, ②」 참조)

결론적으로 내이는 어떤 종류의 움직임에도 대응할 수 있는 2종류의 센서를 갖고 있다고 할 수 있는 셈이다. 머리 움직임의 정보를 신속히 뇌로 전달하지 않으면 신체의 평형유지나 운동은 불가능하다. 앞에서 나왔던 3가지 입력신호 중에서 가장 중요한 신호발생기(내이)를 전문영역으로 하기 때문에 이비인후과에서 어지럼증 환자를 많이 보게 된 것이다. 참고로 일본 어지럼증-평형의학회 회원 1,800여 명의 대부분이 이비인후과 의사이다.

그네와 같은 놀이기구의 자극이 유쾌한 것은 주로 이 평형반에 가해지는 직선가속도의 율동적(주기적 반복) 변화가 좌우 방향으로 어긋나는 힘을 일으켜 유모세포(hair cell)가 신호를 발생시키기 때문이라고 설명할 수 있다. 원래 이 기관(이석기(耳石器, otolithic organ))는 물고기의 옆줄에서 발달한 반고리관보다도 원시적인 것으로, 그 원형은 해파리의 평형포에서 찾을 수 있다.(왼쪽 그림) 해파리가 파도 속에서도 뒤집어지지 않는 이유는 이런 센서를 갖고 있기 때문이다. 신경학적으로 원시적이라고 함은 기본적이라는 뜻으로, 개체에 있어서 이른 단계에서 필요하다는 것이다. 어린이들이 그네를 타며 몰입하는 것은 이석(otolith)자극이 어린 시기에 필요하기 때문일지도 모른다. 그리고 이렇게 몰입하는 이유는 이런 자극이 어린이들의 운동신경 발달에 없어서는 안 되는 「훈련」이기 때문이다.

참고로 직선가속도에는 여러 가지가 있는데, 중력(1G)도 그 중 하나로 지구상에 있는 한 언제나 가해지고 있다. 차나 기차의 브레이크, 악셀레이터, 엘리베이터의 오르내림 등도 역시 직선가속도의 변화이다. 수많은 연구자들을 고민하게 만든 원심력에 대해서는 「column ②」에 다루었다.

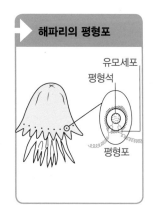

해파리의 평형포

유모세포
평형석
평형포

Column 2

직선가속도에 관한 연구의 역사

사람을 회전시키면, 회전각가속도 외에 원심력이 가해져 직선가속도 자극이 생긴다. 그것이 반고리관에 감지되지 않을 리가 없다는 생각에서 고명한 학자들이 여러 가지 학설을 제창했다. 예를 들면, 팽대부릉과 내림프의 비중(比重)차이로 팽대부릉이 구부러진다(Ter Braak, 1936년)거나, 가해진 힘으로 인해 막미로의 관이 골관으로 기울어질 때 감지된다(Lorente de No, 1931년)거나, 내림프의 흐름이 내림프관을 향해 감지된다(Magnus & de Klein, 1921년)는 등의 몇 가지 학설이 있었다.

그런 와중에 「원심력을 최대한 억제하면서 직선가속도 자극을 유발하는 장치는 없을까」하는 생각에 고민하던 러시아 레닌그라드대학의 Vojacheck 교수는 「배멀미」를 연구하다 뛰어난 장치를 고안하게 되었다. 이것은 평행그네(parallel swing)라고 부르는 장치이다.(아래 그림) 그는 이 장치를 이용해 피험자들에게 배멀미를 일으키기는 했지만, 이석기관의 반응은 어긋나는 힘에 의한 것이 아니라, 유모세포의 감각모가 늘어났다가 줄었드는 양상의 도해를 통해 설명했다. 이는 당시의 연구 수준에서는 불가피한 것이었다.(1938년)

이 장치를 도입하여 논쟁에 종지부를 찍고, 현대적 개념을 정립한 것은 네덜란드의 Jongkees 교수였다.(1946년) 즉, 하나의 기관(organ)이 회전각가속도와 직선가속도를 모두 감지하지는 않는다는 개념. 이 하나의 기관이라는 것은 바로 이석기관을 말하는 것으로, 중력, 원심력 및 가속된 직선운동과 같은 어떠한 직선가속도에도 대응할 수 있다는 것이다.(다음 페이지 아래 그림). 이 개념은 현재까지 계승되고 있다.

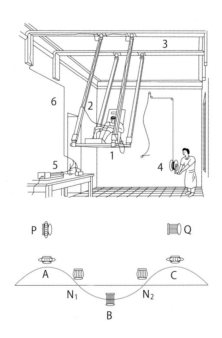

Vojacheck의 평행그네 장치
그네를 벽까지 당겼다가 놓으면, 눈을 가린 피험자가 앞뒤로 흔들리면서 배멀미를 일으킨다. 아래의 그래프는 2개의 이석기에 가해진 힘이 변하는 것을 나타낸 모식도이다.

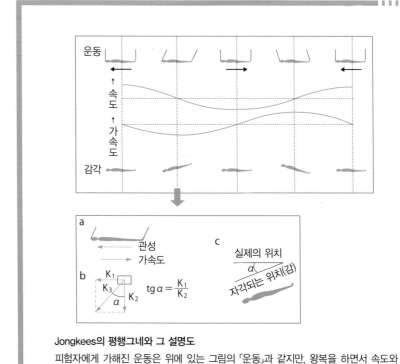

Jongkees의 평행그네와 그 설명도

피험자에게 가해진 운동은 위에 있는 그림의 「운동」과 같지만, 왕복을 하면서 속도와 가속도는 그래프와 같이 변한다. 실험대 위에 있는 환자는 그림의 「감각」과 같이 느끼게 된다. 하단의 그림은 이것을 물리학적으로 설명한 것이다.

CHAPTER 02

어지럼증의 진단과 치료

자세반사

➡ 내이신호와 자세반사

앞에서 찻잔 놀이기구에 탄 사람에게 눈을 살짝 감게 한 데에는 이유가 있다. 눈을 뜨고 있다면 회전하는 시각 영상이 망막 위에서 엄청난 속도로 움직이게 된다.(이 자극을 「시운동자극」이라 함) 놀이기구가 오른쪽으로 돌고 있다면, 눈을 감았을 때는 오른쪽 방향으로 「회전중 안진」이 발생한다. 하지만 눈을 뜨고 있을 때는 시운동자극이 가해져 오른쪽 방향의 「시운동성 안진」이 일어나고, 회전중 안진과 시운동성 안진의 합산효과에 의해 더욱 심한 안진이 된다. 관련된 생리와 질환에 대해서는 여기서 다루지 않겠지만, 요약하자면 시각을 통한 신호입력은 3 가지 입력신호의 하나로서 대단히 중요하다는 점은 이해할 수 있을 것이다.

휘청이며 진료실로 간신히 걸어 들어온 환자에게 「자, 일어서서 눈을 감아보세요」라고 의사가 주문한다. 눈을 감은 환자는 상체가 기울어지며 넘어지려 해서 간호사가 붙잡았다. 그러면 의사는 「Romberg 현상 – 양성」이라고 챠트에 적는다. 그 원리는 뭘까.

이 환자는 오른쪽 내이에서 전해지는 신호가 안 좋거나, 하지 근육의 신호가 안 좋거나, 아니면 양쪽의 장애가 같이 있다고 의심할 수 있다. 그래서 눈을 감아 시각입력을 0으로 만들어 버리면, 남은 입력신호는 1이나 0밖에 되지 않아서 평형을 유지하기 어렵게 되는 것이다.

이 증례를 처음으로 기술한 것은 베를린 대학의 신경학자 Romberg로, 1840년대의 교과서에 실려 있다. 제목은 『척수로(脊髓癆)』(Tabes dorsalis)이다. 이는 매독에 의해 척수신경이 횡단적으로 손상되는 질환으로 15세기에 유럽에 전해진 매독에 관한 최초의 의학적 보고이다.

그 보고에서는 「초기에는 환자가 자기 발만 쳐다보게 된다. 만약 직립자세에서 환자의 눈을 감게 하면, 환자는 이내 기울며 흔들린다. 보행 불안정은 어두운 곳에서 더욱 심해진다. (중략) 환자는 시각의 필요성이 점점 더 높아져, 눈을 감으면 앉아있어도 몸이 흔들거리게 된다.」라고 상세히 기술하고 있다. 이런 극단적인 예는 입력신호가 뇌로 상행전달되지 않을 뿐만 아니라, 근육으로의 지령도 끊어져서 벌어지는 것이다.

▐▶ 「제자리걸음 검사」와 「눈감고 글자쓰기」

그러면 정상인이 눈을 감으면 어떨까. 여기서 어린 시절에 놀이로 하던 「눈 가리고 술래잡기」를 떠올려 보기 바란다. 즉, 눈을 감고서 움직이는 것을 바탕으로 하는 것이다.(이비인후과 의사의 노파심에서 말하자면, 이 놀이는 청력이 정상인 아이는 스테레오 감각으로 방향을 알 수 있지만, 난청이 있는 아이에게는 잔혹한 게임이다)

이런 방법을 의학에 도입하여 제자리걸음 검사와 눈감고 글자쓰기라는 뛰어난 검사법을 제시한 사람이 Fukuda(영어 교과서에는 이렇게 적혀있다. 앞에서 나왔던 福田精 기후(岐阜)대학명예교수)이다.

이전에는 「보행검사」라고 해서, 눈을 감은 피험자를 걷게 하면 몇 걸음 만에 어느 쪽 벽에 닿는가 하는 검사법이 있었다. 하지만 어지럼증-평행실조가 있는 환자에게는 불안을 조장하는 단점이 있었다. 이에 Fukuda는 진찰실 바닥에 원을 그리고, 거기서 제자리걸음 100보를 시행하는 「제자리걸음 검사」를 고안했다.(그림 2-1)

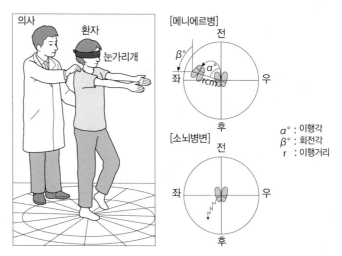

그림 2-1. 제자리 걸음(Fukuda) 검사로 알 수 있는 장애증례
피검자의 눈을 감게 하고, 양손은 수평으로 해서 손끝도 펴게 한다. 원의 중심에서 100보 제자리걸음하게 한다. 오른쪽 그림은 양 발의 궤적을 위에서 내려다 본 기록.

　이 검사는 ①보행실조의 유무, ②환자의 신체위치의 치우침(편위), ③몸통 축에 대해 얼마나 회전하는가의 3가지를 알 수 있다. Fukuda's stepping test로 세계적으로 유명한 검사가 되었다. 원형은 100보이지만, 좁은 진찰실에서는 50보로 충분하다. 특히 내과 선생님들께는 극히 중요한 검사가 될 것이다.(그림에는 「눈가리개」를 했지만, 눈을 감는 것으로 충분하다)

　또 하나는 「눈감고 글자쓰기(Fukuda's vertical writing test)」이다.(그림 2-2) 검사 순서는 우선 눈을 감기 전에 자신의 이름을 정자체로(외국인은 알파벳 대문자로) 세로로 쓰게 하고, 그 다음에 눈을 감고서 오른쪽으로 똑같이 5회 쓰게 한다. 그 중 3번째로 쓴 것을 대표례로 채택하여 ①떨림(실조)의 유무, ②획의 접점이 떨어져 있지는 않은지 여부, 그리고 ③글자가 늘어선 방향 및 각도를 살펴보는 뛰어난 검사법이다. 특별한 장치가 일체 필요하지 않고, 눈가리개와 싸인펜, 용지만 있으면 된다는 점은 특히 뛰어난 점이라 할 수 있다. 급할 때는 눈을 뜨고 한 번, 눈을 감고 한 번으로 충분하지만, 손의 떨림을 관찰하는 것이 중요하다. 이 검사법이 탄생한 비화에 대해서는 「column ③」에 자세히 다루기로 한다.

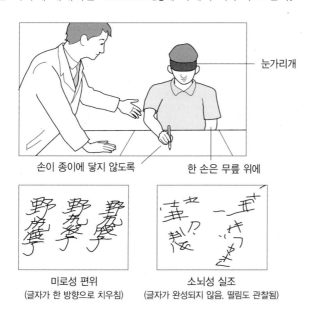

눈가리개

손이 종이에 닿지 않도록　　　　한 손은 무릎 위에

미로성 편위
(글자가 한 방향으로 치우침)

소뇌성 실조
(글자가 완성되지 않음. 떨림도 관찰됨)

그림 2-2. 「눈감고 글자쓰기」의 실제 증례
검사의 요령은 눈가리개를 착용한 상태에서 글자를 쓰지 않는 손은 무릎 위에 올려 책상에 닿지 않게 하고, 쓰는 손은 종이에 닿지 않게 하는 것이다. 세로로 자신(피검자)의 이름을 5회 쓰게 한다.(눈을 가리고 처음 쓸 위치는 의사가 손을 잡아서 알려준다). 아래 그림은 실례를 든 것이다.

「눈감고 글자쓰기」 검사의 탄생

교토대 이비인후과 교실에 입국한 후쿠다는 고등학교 시절에 유도를 한 경력이 있었다. 호시노(星野 貞次) 교수로부터 「Magnus」의 자세에 관한 두꺼운 생리학 교과서를 건네받고, 「자네는 유도를 했다고 하니, 유도 훈련중에는 어째서 잘 다치지 않는 것인지를 연구해서 학위논문으로 정리하게」라는 언질을 받았다고 한다.

「Magnus」는 두껍고 난해해서 연구의 실마리도 못 잡은 채 괴로워하고 있던 후쿠다는 어느 날 근무지의 외래를 벗어나 가까운 술집에서 낮술을 하고 있었다. 술기운이 오른 그는 저 야속한 호시노 교수와 자신의 이름을 만취 상태에서 쓰고 있는데, 글자가 잘 안 써지고 삐딱해져 버렸다. 후쿠다는 무릎을 치며, 이번에는 눈을 감고 써 보았다. 역시 삐딱하게 기울어 졌다. 「좋았어. 이거야!」라고 생각하고 연구를 시작해 결국 「눈감고 글자쓰기」 검사를 세상에 소개했다는 에피소드가 있다.

하지만 후쿠다는 「눈감고 글자쓰기」나 「제자리걸음 검사」를 고안한 것에 그치지 않고, 뒤에 나올 자세반사나 미로성근긴장, 훈련효과 등의 독창적인 학설을 제자 히노키 마나부(檜学, 전 시마네의과대학 학장)과 함께 차례로 발표하게 된다.

▶ 자세유지 - 평형유지의 메커니즘

신체의 평형이나 운동을 관장하는 평형신경계 어딘가에 이상이 생기면 그 증상은 어지럼증, 휘청거림으로 나타난다. 신체의 평형을 유지하기 위해서는 무의식적으로 작용하는 몇 가지 신경회로(이것을 반사라고 한다)가 불가결하다.

자세를 유지하기 위한 반사를 총칭하여 자세반사라고 하는데, 이미 20세기 초에 대(大)생리학자 셰링턴(Charles Sherrington, 1906년)이나 마그누스(Rudolf Magnus, 1924년)가 이 분야에서 금자탑을 이룩하였다. 이후의 생리학은 전기적인 방법으로 그것을 상세히 분석한 것에 지나지 않는다고까지 할 정도이다. 가령 셰링턴이 즐겨 사용한 제뇌 고양이(除腦, 뇌간과 대뇌 사이를 절단한 고양이)에서는 정형적인 자세반사를 관찰할 수 있다.(그림 2-3)

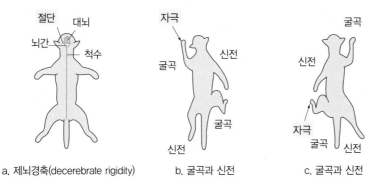

a. 제뇌경축(decerebrate rigidity) b. 굴곡과 신전 c. 굴곡과 신전

그림 2-3. 제뇌 고양이(decerebrate cat)의 자세반사
대뇌와 뇌간/척수 사이를 메스로 절단하면, 고양이는 사지를 빳빳하게 편 자세를 취한다. 이것을 제뇌경축(decerebrate rigidity)이라 한다.(a) 이 고양이의 왼쪽 앞다리를 구부리면, 등 한가운데를 중심으로 한 대각선상에 똑같은 반사가 일어나서 오른쪽 뒷다리는 구부러지고, 오른쪽 앞다리와 왼쪽 뒷다리는 펴진다.(b) 반대로 왼쪽 뒷다리를 구부리면, 그 반대의 반사가 일어난다.(c)

후쿠다 교수의 뛰어난 업적 가운데 하나는 사람에서 병적으로 특수한 경우에 관찰되는 「병적반사」가 실은 정상 성인에서도 잠재적으로 존재한다는 점을 밝혀낸 것이었다. 사물을 전체적으로 보는 그의 정신과 날카로운 관찰력은 스포츠나 예술에서 드러나는 자세 표현을 통찰함으로써 자세반사야말로 『운동과 평형의 반사생리』(후쿠다의 동명 명저)의 근간임을 갈파한 것이다.

⬤ **그림으로 보는 정상적인 자세반사**

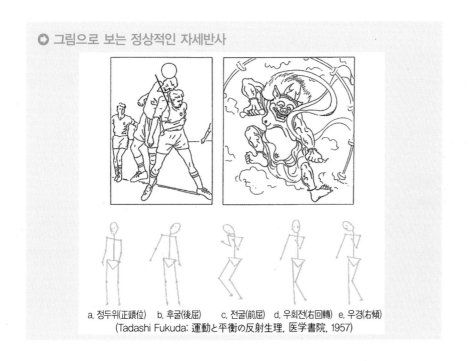

a. 정두위(正頭位) b. 후굴(後屈) c. 전굴(前屈) d. 우회전(右回轉) e. 우경(右傾)
(Tadashi Fukuda: 運動と平衡の反射生理, 医学書院, 1957)

위 그림에서 자세반사의 하나인 목 반사에 주목하면 a는 통상의 자세(정두위)이며, b와 같이 목을 뒤로 젖히면(후굴) 어떻게 될까. 양 팔다리가 펴진다.(신전) 이 자세를 거꾸로 보면 다이빙을 할 때 나오는 자세가 된다. c처럼 목을 앞으로 숙이면 어떨까. 후쿠다 교수는 자신의 명저 「운동과 평형의 반사생리」에 씨름판의 경계에서 상대방에게 달라붙어 있는 씨름선수의 사진을 싣고 있다. d와 e는 머리를 회전시키거나 기울인 모습이다. 이 때는 턱이 향하는 손발(jaw, limb)은 신전되지만, 후두부 방향의 손발(skull, limb)은 굴곡되는 반사가 나타난다. 상단 왼쪽의 축구 그림은 「운동과 평형의 반사생리」에서 인용한 것이며, 그 오른쪽에 있는 「풍신뇌신도(風神雷神図, 일본의 문화재)」에서 보이는 자세 역시 이 반사를 설명하고 있다. 참고로 그의 관찰은 스키 자세(허리 반사)에서 노젓기에서의 발가락(족저반사~바빈스키 반사)에까지 미친다.

무의식적인 「자세반사」의 조절

고막 안의 중이강, 그보다 더 안에 있는 부분을 내이라고 하는데, 내이의 별명은 미로(labyrinth)이다. 미로는 어떤 기능을 통해 자세의 유지에 기여하고 있을까.

다시 후쿠다 교수의 책을 보면 「대칭적인 자세반사는 일상에서도 관찰된다」라고 하면서, 길모퉁이를 도는 버스의 운전기사와 승객의 사진을 싣고 있다.(오른쪽 그림) 버스가 오른쪽으로 커브를 돌면서 원심력은 왼쪽방향으로 작용하고 있는데, 운전기사는 여기에 저항하는 kinetic(제대로 움직일 수 있는) 미로반사에 의해 원심력의 중심부로 신체를 기울이고 있다. 그에 반해, 승객은 원심력이 가해지는 대로 왼쪽으로 쏠리고 있지만(그림 a), 익숙한 버스가이드라면 역시나 kinetic 미로반사에 의해 운전기사와 같은 자세를 취한다(그림 b) 라는 설명을 하고 있다.

(버스·배)멀미를 막기 위해서는

일상 생활에서 흔히 듣는 이야기인데, 「자신이 핸들을 잡을 때는 멀미를 하지 않지만, 남이 운전하는 차를 타면 멀미를 한다」 라는 현상이 있다. 후쿠다 교수는 이 현상을 미로반사의 생리학을 통해 설명하고 있다. 위에 커브를 도는 버스의 그림에서 승객은 버스기사와 대칭적인 자세를 잡게 되는데, 후쿠다 교수는 이렇게

**버스가
우회전을 할 때**

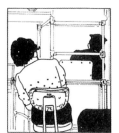

a. 승객

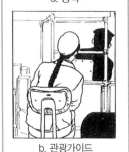

b. 관광가이드

수동적으로 튕겨나가는 자세를 취할 때는 평형파탄을 일으켜 멀미를 쉽게 일으킨다고 설명한다. kinetic 미로반사를 이용해서, 능동적으로 회전방향이나 원심력의 중심으로 자세를 기울임으로써(그림의 버스기사나 가이드처럼) 멀미를 피할 수 있다는 것이다.

버스 여행이라면, 버스의 앞유리를 통해 경치를 보면서 무의식적으로 운전기사와 같은 자세를 취하는 사람은 멀미를 하지 않지만, 버스 안에서 주위 사람들을 돌아보며 이야기에 빠진 사람은 멀미를 하기 쉽다고 할 수 있다.

일반적인 버스 승객의 신체 경사를 「static 미로반사」, 운전기사의 자세를 「kinetic 미로반사」로 명확히 분해한 후쿠다 교수는 제자 히코키 마나부와 함께 대단히 흥미로운 실험결과를 제시했다.(column ④)

> **static**
>
> 「정(靜)적인」, 「자세를 유지하는」

> **kinetic**
>
> 「동(動)적인」, 「잘 움직일 수 있는」

Column 4

멀미를 예방하는 훈련

제2차 세계대전 당시, 쇼와 9년 의대를 졸업한 후쿠다 교수와 쇼와 10년에 졸업한 모리모토 교수(森本正紀, 교토대학명예교수)는 항공의학 연구에 몰두하고 있었다. 모리모토는 비행사의 적성시험을 담당하고 있었는데, 전투후의 급강하각도를 찾아내는 것이 임무였다고 한다. 이 때 내이기능을 평가하는 지표로, 회전을 급속히 멈춘 후에 회전후안진이 잘 나오는지를 관찰해 적성을 평가했다. 하지만 베테랑 파일럿이나 운동선수에서는 오히려 안진이 별로 유발되지 않았기 때문에 「부적격」 판정을 내려야만 하는 딜레마에 빠져버렸다.

앞서 소개된 호시노 교수는 Bárány의 문하에서 모르모트를 자꾸 회전시키면 회전후안진이 차차 줄어드는 현상(response decline)을 관찰한 바 있었지만, 그 해석은 막연한 것이었다. 당시의 실험들은 전부 동물을 묶어서 고정시키고, 눈의 움직임만을 관찰하는 것이었다. 후쿠다와 히노키는 고정기를 없애고 자세를 자유롭게 취할 수 있도록 함으로써 놀라운 발견을 할 수 있었다.

먼저 그들은 후안진의 감소에 대해 기존의 통념과 반대되는 가설을 세웠다. 즉, 후안진의 감소는 평형기능의 저하를 나타내는 것이 아니라, 평형실조가 줄어든 것을 나타내며 오히려 평형기능의 향상으로 봐야 한다는 것이었다.

히노키는 닭을 고정시키지 않고, 나무받침대에서 자연스러운 자세를 취하게 했다. 그리고 200초간 10 회전의 자극을 매일 2주간에 걸쳐 가하며 관찰하였다. 이 「훈련」을 처음 받는 미숙련 닭은 아래 그림의 왼쪽과 같이 회전시에 머리가 남아있으려는 듯이 돌아가게 된다. 이는 앞에서 본 버스 승객의 반응과 같은 것으로, 그들은 이것을 「정적(static) 미로반사」라고 명명하였다. 하지만 훈련을 거치면서 점차 그림의 오른쪽과 같은 자세를 취하며 동적으로 자세를 적응시키게 된다. 이것은 「동적(kinetic) 미로반사」라고 명명되었는데, 버스 기사의 자세반사와 동일한 것이다. 이는 회전각가속도의 센서인 반고리관은 물론, 중력이나 직선가속도 센서인 이석기관에 대해서도 마찬가지로 훈련을 통한 적응이 가능하다는 뜻이다.

참고로 미국 공군(空軍)에서는 제트전투기 파일럿을 직경 20m나 되는 창문도 없는 회전실에 넣고, 전후좌우로 30개나 넘는 스위치를 조작하게 시킨다. 이 때 회전 원심력의 중앙으로 머리를 돌리면, 복합된 「Corioli의 가속도」가 미로에 전해져 멀미를 하다 가슴에 달린 구토주머니에 구역질을 하게 된다. 매일 이렇게 훈련을 받다보면 점차 구역이 사라진다. 이런 과정을 거쳐 한 명의 실전 파일럿이 태어나는 것인데, 원리는 닭을 회전시켜 훈련하는 것과 동일하다.

훈련에 따른 닭의 자세반사 차이

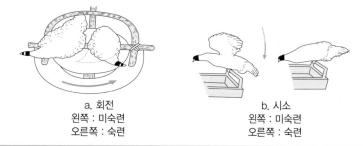

a. 회전
왼쪽 : 미숙련
오른쪽 : 숙련

b. 시소
왼쪽 : 미숙련
오른쪽 : 숙련

대뇌·소뇌 회로

화려한 춤사위와 유려한 음악연주는 모두 수의운동의 극치이다. 이런 의지적 행동은 일반적으로 대뇌의 운동야에서 출발해서 「추체로(pyramidal tract)」라는 긴 신경경로를 거쳐서 개별근육에 지시가 전달되는 것으로 설명되지만, 실상은 그리 간단하지 않다. 예를 들자면, 운동야(사람이나 원숭이의 대뇌)의 중심구(central sulcus) 앞에는 「운동야(primary motor cortex)」가, 그 앞에는 「전운동야(premotor cortex)」라는 부위가 있는데, 이곳을 파괴하면 숙련된 운동이 불가능해 진다. 또한, 설령 추체로를 절단해도 지령은 뇌간의 여러 핵(nucleus)이 관여된 추체외로를 통해 척수에 전달된다고 한다. 이런 수의운동 연구에 새로운 장을 연 실험이 바로 Evarts 등의 원숭이 「훈련」 실험으로, 최근 왕성하게 시행되고 있다.(그림 2-4)

먼저 손목이나 손가락에 특정 운동을 잘 할 수 있도록 반복 훈련시킨다. 그 과정을 통해 원숭이는 운동 지시가 어떻게 떨어지는지 점차 이해하게 된다. 그리고 빛이나 소리 자극과 같은 실험자의 신호에 신속히 핸들이나 열쇠를 돌릴 수 있도록 훈련을 시키면, 외부에서 운동의 시작 기전을 관찰하고 파악할 수 있다. 추가로 동작신호 전에 예비신호를 추가해서 훈련시키면, 뇌는 만반의 준비상태에 들어가게 된다. 물론 쥬스와 같은 상품을 주는 것은 필수적이다.

이런 수고로운 실험을 통해 드러난 것이 바로 「대뇌·소뇌의 연관회로(cerebello-cerebral pathways)」라는 것이다.(그림 2-5) 쿄토대학 뇌연구시설의 사사키 카즈오(佐々木和夫) 명예교수는 소뇌의 각부위와 대뇌운동야의 대응을 해명하는 이 분야의 제1인자이다. 명연주자나 챔피언이 나오는 것은 이 회로의 덕이다. 이 회로에 의해 형성된 운동 프로그램을 상황에 맞게 스타트 시키면 될 뿐이다. 세세하게 하나씩 수정하거나 체크할 필요가 없는 메커니즘이다. 몸으로 기억한 것은 잘 잊어버리지 않는 것 역시 이 때문이다. 이 회로를 만드는 과정이 훈련이다.

여담이지만, 몇 년전 사사키 교수의 강연을 듣던 중에 누군가 이런 질문을 했다. 「실험에 쓰이는 원숭이들에 개체차가 있습니까?」 그러자 「특별훈련으로 확실히 쉽게 길들일 수 있는 원숭이도 있는가 하면, 바보같은 녀석도 있습니다」라는 대답이 돌아와 참석자들의 웃음이 터진 적이 있었다.

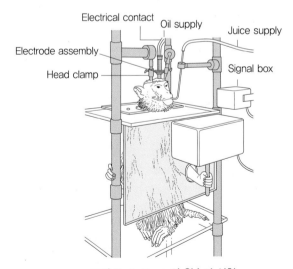

그림 2-4. Evarts의 원숭이 실험

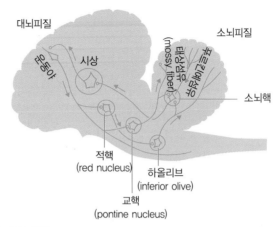

대뇌피질

시상

소뇌피질

이끼섬유
(mossy fiber)

소뇌핵

적핵
(red nucleus)

하올리브
(inferior olive)

교핵
(pontine nucleus)

그림 2-5. 대뇌·소뇌 회로
음악을 연주하거나, 운동을 익혀서 몸에 일단 익히는 작업은 이 대뇌-소뇌 회로에 의한 것이다.
특히 소뇌가 중요하며, 3 종류의 섬유(fiber)와 신경핵의 연결에 의해 네트워크가 이루어 진다.

기립자세와 중심: 빌헬름 텔의 사과

이솝 우화에 나오는 토끼와 거북이의 달리기 시합이야기에서, 토끼는 방심했다
가 거북이에게 패하고 말았다. 만일 시합 도중에 거센 바람이 불었다고 상상해 보
면 어떨까. 토끼보다 중심의 높이가 낮고 접지면적이 큰 거북이는 안정적이겠지만,
토끼는 바람에 날려가 버렸을지도 모른다. 이렇듯 개, 원숭이, 유인원, 사람으로
올라갈수록 중심은 높아지며, 접지(接地)면적은 작아진다. 고등동물은 불안정함
과 동작의 신속함·자유로움을 맞바꾸었다고도 할 수 있다.

두발짐승인 사람의 중심(重心)은 대체 어디에 위치하고 있을까. 이 의문은 예전
부터 있었으며, 어딘가 정해진 지점이 있지 않을까하는 생각에서 19세기말에는 사
체를 냉동해 머리와 몸통, 손발을 잘라서 각각의 무게중심을 구하고, 그 결과로부
터 다시 전신의 무게중심을 도출하고자하는 시도가 있었다고 한다. 그러나 그 무
렵 Vierordt와 Leitenstorfer에 의해 「사람의 신체는 끊임없이 움직이는 것으로
그 중심은 즉각적인 반사에 의해 무의식중에 수정되고 있으며, 그 변화는 중심동
요계로 기록할 수 있다」는 사실이 밝혀졌다. 이 머리움직임 기록이라는 것은 바로
빌헬름 텔의 아들 머리 위에 있는 사과 꼭지의 궤적(軌跡)을 기록한 것이라고 생각
하면 된다.(오른쪽 그림)

중력은 인체를 넘어뜨리려 한다. 서있는 사람의 머리는 제일 앞으로 나와(기울

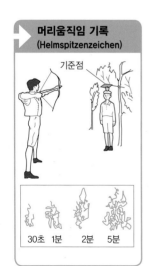

머리움직임 기록
(Helmspitzenzeichen)

기준점

30초 1분 2분 5분

려 하고) 있지만, 이 때 미로(내이)나 근육에서 전해지는 신호에 의해 자세는 반사적으로 조정된다. 시간이 지나면서 피로에 의해 머리의 흔들림이 커지고, 화살에 대한 두려움으로 아들이 눈을 감아버리면 더 더욱 흔들림은 커지게 된다.

일단 기록이 가능해지면, 먼저 여러 가지 상황에서 건강한 일반인을 관찰하다가 병적인 증례에도 적용하게 되는 법이다. 또한 그 경과를 관찰하면서 의학은 진보하게 된다. 그뿐만 아니라, 임상의사가 관찰기록의 원인이 되는 현상의 생리학적인 의미를 모색하게 되면서, 관련 기초의학도 발전하는 것이다. 나아가 그 기록법이 가진 결점을 극복한 새로운 지견이 더해진다. 현재는 전기적인 방법으로 X-Y 방향의 중심동요(重心動搖)를 기록할 수 있으며, 컴퓨터에 접속해 실시간으로 분석한 그래프를 출력하는 것도 가능하다.

다음 그림 2-6에서 보다시피, 현재의 중심동요계는 다양한 질환의 패턴을 순식간에 그려낼 수 있다.

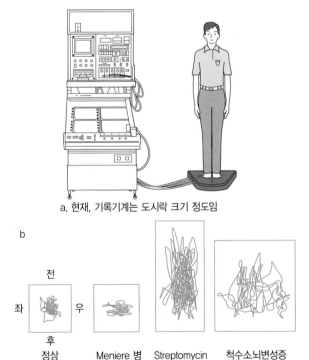

a. 현재, 기록기계는 도시락 크기 정도임

b

전
좌   우
후
정상   Meniere 병   Streptomycin 중독   척수소뇌변성증

그림 2-6. 중심동요계(a)와 장애례(b)
b는 일정 시간동안 눈을 감고 발을 붙인 상태에서 중심의 흔들림을 기록한 궤적이다. Streptomycin 중독에서는 앞뒤로 크게 흔들리는 반면, 척수소뇌변성증의 경우에는 전후좌우로 크게 휘청이고 있다.

안진과 어지럼증

▶ 온도안진 : 귀에 물 넣기

머리가 회전하면 내이(inner ear)의 반고리관에 있는 내림프액이 관성으로 움직이면서 감각세포의 돌출부(cupula)를 구부려 신경신호가 발생한다. 이 신호가 전정신경핵을 지나 뇌에 전달되면, 리드미컬한(주기적으로 반복되는) 눈의 움직임(=안진, nystagmus)이 생긴다. 이것은 미로의 자극에 대응하는 반응이다. 따라서 중추가 고장나지 않은 한, 회전후 안진을 비교함으로써 미로의 감도가 좋은지 나쁜지를 비교할 수가 있다. 이것이 현재 시행되는 회전검사의 원리이다. 하지만, 머리에는 좌우 2개의 미로가 있어서, 자극을 가하면 양쪽에 모두 전해진다. 그래서 한 쪽씩 내이(미로)의 반응을 검사하는 방법은 없을까 하는 의문이 본 챕터의 주제이다.

서양인의 귀지는 흔히 말하는 「(젖은 귀지가) 흘러나오는 귀(runny ear, wet earwax)」가 많아서, 물총으로 귀를 씻어내는 경우가 많다. 따라서 귀에 물을 넣는 행위는 서양인들에게는 대단히 놀라운 일도 아닌 듯하다.

의학적으로 이것을 처음으로 보고한 것은 Schmiedkam(1868년)으로, 자기 스스로 시험대에 올라 1.17m 높이에서 자신의 귀에 냉수를 주입시킨 결과, 강한 어지럼증과 구토가 발생했다는 사실을 보고했다. 하지만, 이 현상(=온도성 안진)과 그에 따른 어지럼증은 잘못된 해석으로 정당한 평가를 받지도 못하고 묻혀버렸다. 그 잘못된 해석의 주인공은 Babinski다. Babinski는 1881년 동물을 대상으로 온도자극검사를 실험했는데, 주입된 색소첨가 온수가 압력으로 내이를 파괴하고 뇌막까지 염색된 것을 해부소견에서 발견하고 「이 현상은 뇌가 자극되었기 때문」이라고 해석해 버렸던 것이다.

이 현상에 근대적인 해석을 붙인 것은 Robert Bárány(1876~1936년)로, 그는 1914년 노벨 의학상을 수상했다. 오늘날까지 평형신경과학계에 큰 영향을 미치고 있는 온도자극실험(caloric test)의 실제를 그림 2-7에 실었다.

▶ 에피소드

• 그리스·로마 시대의 의학서는 알렉산더 대왕의 지시로 알렉산드리아(도서관은 거대한 규모로 현존함)에 보존되고 있었다. 그 중에 아마 중이염의 치료법으로 「이욕(耳浴, 귀의 삼출물을 씻어냄)」이란 것이 있었으며, 「환자 자신의 오줌이 아닌 다른 것을 넣으면 죽는다」라고 적혀 있었다고 한다. 방광염이 없는 한 소변은 무균상태에 가까우므로, 옛 사람들이 상당히 합리적이었음을 알 수 있다.

• 또한 햄릿의 아버지는 「귀에 독을 주입해」 살해당했다고 되어 있는데, 이 이야기와도 어떤 관계가 있을지 모르겠다.

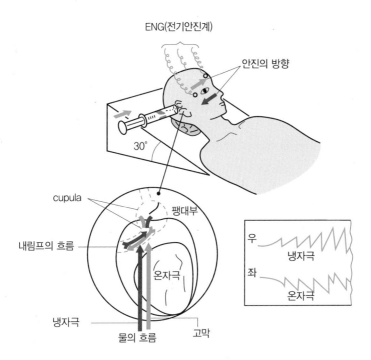

ENG(전기안진계)

안진의 방향

30°

cupula

팽대부

내림프의 흐름

온자극

우

냉자극

좌

온자극

냉자극

물의 흐름

고막

그림 2-7. 온도자극시험(caloric test)
왼쪽 아래의 그림은 외이도에서 고막을 들여다 본 것이다. 외이도 깊숙이 30℃(cold water, 파
안색 화살표)와 44℃(warm water, 검은색 화살표)의 물을 주입한다. 점선은 외측반고리관의 위
치를 나타낸 것이며, 화살표는 각 온도자극에 따른 내림프액의 흐름을 나타낸 것이다.

Column 5

Bárány의 발견

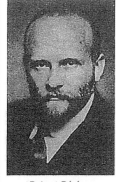

Robert Bárány
(1876~1936년)

20세기 초 비엔나(Wien)대학 이비인후과 이야기이다. 당시
3인의 우수한 조수가 서로 경쟁하고 있었다. 알렉산더, 노이만 그
리고 바라니였다. 어느 날 이 세 명은 대학 아래의 레스토랑에서
점심을 먹으러 나섰다. 알렉산더와 노이만은 걸어가며 이야기를
했다.

「차가운 물을 귀에 넣으면 반대측 귀쪽을 향한 안진이 관찰되
는데, 따뜻한 물을 넣으면 어떻게 될까?」 이 이야기를 들은 바라
니는 「미안한데, 학교에 놓고 온 것이 있으니 먼저 가게.」라고 말
하고 학교로 다시 뛰어 올라갔다.

> 알렉산더와 노이만이 와인까지 마시고 돌아가려 할 때, 바라니가 식당으로 들어왔다. 「따뜻한 물을 넣었더니 반대방향으로 안진이 생기더군!」 바라니는 두 사람을 제치고 이에 대한 논문을 작성했다.
>
> 바라니는 이를 바탕으로 한 연구들로 후일 노벨상을 받기에 이르지만, 비엔나 대학에서는 「바라니의 선취권(priority)은 논란의 여지가 있다」는 결론을 내려 결국 그는 모교로 돌아가지 못하고, 스웨덴의 웁살라 대학에서 생애를 마쳤다.
>
> 20여년 전 우리는 스웨덴에서 바라니의 묘를 찾아본 적이 있는데, 부인의 묘만 찾을 수 있었다.

➡ 시운동성안진(Optokinetic nystagmus)

이제 다시 「평형기능의 기초 ②」를 복습하기 바란다. 귀와 눈, 근육에서 온 신호가 뇌로 들어가 신체의 밸런스를 유지하게 되며, 그 제어·통합의 중심은 뇌간망상체와 소뇌이다. 특히 뇌간망상체는 신경경로의 교차점에 상당하는 부위라 할 수 있다. 가령 귀에 물을 주입했더니 예상했던 온도안진이 관찰되지 않았다고 해보자. 그럼 「미로가 고장난 것이다」라고 결론지어도 좋을까. 그렇지 않다. 뇌간망상체에 이상이 있어도 온도안진이 나타나지 않기 때문이다. 그러면, 뇌간망상체가 제대로 작동하는지 여부를 조사하는 방법은 무엇일까. 이 의문에 답하기 위해서는 「평형기능의 기초 ③」을 다시 확인하자.

12 뇌신경 가운데 시신경은 CN II, 동안신경은 CN III, 활차신경은 CN IV, 외전신경은 CN VI이다. 그리고 와우 및 전정신경은 CN VIII이다. 이 CN VIII이상의 고위(高位)신경이 관여하여 뇌간망상체를 거칠 수밖에 없는 신경경로를 자극해 반응을 확인함으로써 뇌간망상체의 기능을 체크할 수 있다. 「평형기능의 기초 ③」에 나온 경로, 즉 「시각·동안반사경로」는 이 목적으로 사용하기 적합하다. 관찰되는 현상은 시운동성안진(optokinetic nystagmus : OKN)이라고 부른다.

사람이 사물을 보는 양태에는 2종류가 있다. 중심시(中心視)와 주변시(周邊視)이다. 전자는 정확히 망막황반에 시선을 맞춘 것이다. 한편, 사람이 지나간 것 같다거나, 방안의 밝기를 막연히 판단하는 것은 주변시이다. 망막에 무언가 움직이는 영상이 감지되면, 그것이 무엇인지 신속히 중심시에 포커스를 맞추지 않으면 안 되다. 이것은 반은 의지적이고, 반은 반사적인 행해진다. 이 경로의 출입은 모두 뇌간망상체를 거치게 된다. 따라서 이 부위나 그 이상의 부위의 장애로 어지럼증이나 평형실조를 일으킨 환자에서는 시운동성안진이 관찰되지 않는다. 물론 어디까지나 망막에 이상이 없다는 전제에서.

그런데, 이 현상은 병원의 검사실뿐만 아니라, 우리의 일상에서도 자주 볼 수 있는 것이다. 지하철 등을 타고 창밖을 무심히 바람보는 사람의 눈은 전신주나 광고를 바쁘게 차례차례 쫓아간다. Bárány는 이를 「철로안진」(시운동성안진)이라 이름 붙였다.

아래 Column ⑥에 철로안진에 관한 Bárány의 연설을 소개한다.

Column 6

Bárány의 철로안진(Eisenbahnnystagmus)에 대한 문제제기

1920년 독일의 나우하임(Nauheim)에서 안과의사들을 대상으로 한 바라니의 강의 「철로안진의 임상과 생리에 대하여」의 요점을 소개한다.

「저는 여러분에게 두 가지 증례를 소개하는 영광을 얻었습니다. 그 증례는 일측반맹(우측)이 있는 환자에서, 드럼의 회전으로 유발되는 철로안진이 반맹측(즉, 우측)에서는 일어나지 않지만, 건측(좌측)에서는 일어났던 예입니다.

철로안진은 대뇌피질의 반사로, 대단히 복잡한 메커니즘을 갖고 있습니다.

이를 자극하는 것은 다음 세 가지입니다.

(1) 주시자극

(2) 움직이는 물체를 추적하는 자극

(3) 다음에 나타날 물체를 추적하기 위한 안구의 급속한 반전운동

문제는 이 세 가지 자극이 어디에서 유래하느냐 하는 것입니다. 이것이 피질하중추에서 일어나는 것이 아니라는 점에 대해서는 개인적으로 확신하고 있습니다.」

그 밖에도 바라니는 생후 적어도 1개월 이상이 되어야만 나타나는 「주시(gaze)」능력이 아직 없는 유아의 눈 앞에서 드럼을 회전시키면 이 안진이 출현한다는 사실이나, 「선천성 안진」에서의 관찰을 통해 수평 안운동계와 수직 안운동계의 차이에 대한 시사점, 전두엽 안운동중추에 장애가 있는 예를 프랑크푸르트에서 발견하여 건측에서 급속상이 나오지 않음을 발견한 사실 등에 대해 논하였으며, 마지막은 황반의 주변부만 보이지 않게 되는 중심암점에서는 어떤 현상이 나타날 지에 대한 논의로 끝을 맺었다.

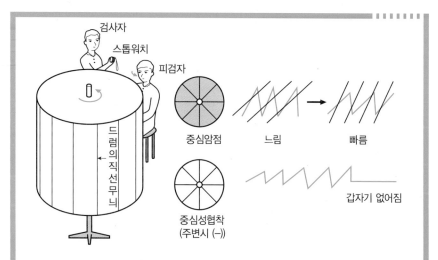

이 문제제기는 실로 예리한 것이어서, 약 90년이 지난 오늘날에도 대부분 「실증」되기는 했지만 완전히 해결되었다고는 할 수 없다. 최후의 중심암점에 대해서는 바라니의 50년 후에 저자 등이 증명한 바 있다. 드럼의 선무늬가 느릴 때는 눈이 급속히 움직이며, 그 속도가 올라가면 눈의 움직임은 느려져 버린다. 또 반대로 중심부만 망막 기능이 남아있는 사람에서는 일정 속도 이후에는 갑자기 철로안진이 나타나지 않게 된다.(아래 그림 참조)

바라니형 드럼과 시야의 관계

위 그림은 바라니형 드럼을 사용해 시운동성안진을 검사하는 장면.

드럼이 화살표 방향으로 돌아가면 드럼의 줄무늬에 자극을 받아 피검자의 안구는 오른쪽 방향으로 추적하게 된다(완서상). 이어서 시선을 빠르게 옮겨서 왼쪽에서 들어오는 다음 줄무늬를 포착한다(saccade, 급속상). 이것이 시운동성안진이며, 안진의 방향은 급속상의 방향으로 나타낸다(위 그림에서 피검자 옆에 표시한 화살표).

ENG(전기안진도)로 기록이 가능해지기 전까지만 해도 그림과 같이 검사자가 직접 육안으로 수를 세어 확인했다.

검사장면의 오른쪽은 시야결손의 모식도이다. 위는 주변부만 보이는 중심암점의 예이고, 아래는 반대로 시야가 협착되어 주변시가 결손된 예이다. 각각의 시운동성안진에 대해서 살펴보면, 중심암점이 있는 환자에서는 드럼의 줄무늬가 느리게 움직일 때 추적하는 눈의 움직임이 빠르고, 자극이 너무 빨라지면 눈의 움직임은 오히려 느려진다. 반대로, 중심성협착에서는 줄무늬의 속도가 일정 속도를 초과하면 안진이 나타나지 않게 된다.

PART 03

중요한 어지럼증의 진찰법

어 지 럼 증

「**위험한 어지럼증과 위험하지 않은 어지럼증의 개관**」

1. 빈도를 염두에 두자.

중추성 (10~12%)	내이성(Meniere 병, 두위성 어지럼증을 포함) (76%)	빈혈, 내분비질환, 신경성 등의 원인으로 인한 어지럼증
위험한 어지럼증	위험하지 않은 어지럼증 (단, 예외 있음)	리스크가 다소 있음

2. 접근법

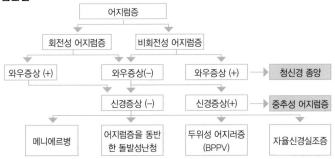

```
                          어지럼증
                  ┌──────────┴──────────┐
            회전성 어지럼증            비회전성 어지럼증
          ┌──────┼──────┐              ┌──────┴──────┐
      와우증상 (+)   와우증상(−)    와우증상 (+) ──→ 청신경 종양
                        │
                  ┌─────┴─────┐
              신경증상 (−)    신경증상(+) ──→ 중추성 어지럼증
        ┌────────┼────────┐            │
    메니에르병   어지럼증을 동반    두위성 어지러증    자율신경실조증
              한 돌발성난청      (BPPV)
```

3. 회전성 어지럼증이면서 위험한 예외적 2 질환 : 특징적인 안진에 주의

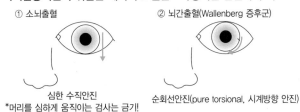

① 소뇌출혈

심한 수직안진
*머리를 심하게 움직이는 검사는 금기!

② 뇌간출혈(Wallenberg 증후군)

순회선안진(pure torsional, 시계방향 안진)

4. 기타 「위험한 어지럼증」 후보들

    ① 가면 우울증(자살예비군) ⇒ 제4장의 3 (148페이지)

    ② 파킨슨병의 시작 ⇒ 제4장의 2(140페이지)

    ③ I형 당뇨병 ⇒ 제4장의 1(132페이지)

    ④ 척수소뇌변성증 ⇒ 제4장의 4(155페이지)

어지럼증의 진단과 치료

위험한 어지럼증 : ① 소뇌장애

환자의 호소

소뇌장애로 인한 어지럼증 가운데 회전성인 것은 「소뇌출혈」과 「악성(=소뇌성이라는 뜻)두위성어지럼증」으로 한정된다. 대부분은 비회전성으로 운동실조에 수반된 흔들흔들한 느낌, 술취한 느낌이다.

악성두위성어지럼증
("malignant" positional vertigo)

1. 특정 머리 위치에서 어지럼증, 구역, 구토, 두통을 유발
2. 간헐기에는 거의 무증상 (Bruns)
3. 환자는 머리를 기울이고, 턱은 당기고 있는 독특한 자세를 취한다.(Alpers 등)
4. 건측을 아래로 내렸을 때 발생하기 때문에, 환자들은 환측이 위로 오게해서 눕게 된다.

[Eiji Sakata : 악성발작성현훈증. 이비인후과 · 두경부외과 MOOK(7) Meniere과 관련 질환. p.296-304, 金原출판, 1998에서 인용]

병인

기형, 감염증, 출혈, 경색, 종양(원발성의 다수는 양성), 전이암, 외상(「Column ⑦」참조) 및 변성증 등 여러 원인에 의한 장애로 발생한다.

소견

- 진료실로 들어올 때의 보행 관찰이 대단히 중요.
- 검사 : Romberg 검사, 제자리 걸음 검사 등(등뒤로 쏠리는 경향)
- 이상안구운동 : 주시안진, 수직성안진, 거친 파형의 계단형 ETT(eye-tracking test), OKN 해발불량, 공동편시 등
- 글자쓰기 검사 : 실조성 문자를 관찰할 수 있다.

발생과 기전: 무의식적인 평형감각을 관장하는 소뇌

- 구소뇌(paleocerebellum)인 충부(vermis), 소절(nodulus), 편엽(flocculus)는 태아기 3개월째부터 발생하여 출생전에 완성된다.
- 신소뇌(neocerebellum)인 소뇌반구의 발생은 태생 3개월말에 시작. 신소뇌의 발생과 함께 대뇌피질도 발달하며, 기능적으로도 연관된다. 신소뇌는 출생후에도 계속 발달한다.

소뇌의 혈관지배

- 아래에서부터 순서대로 후하소뇌동맥(PICA : posterior inferior cerebel-
  lar artery), 전하소뇌동맥(AICA : anterior inferior cerebellar artery),
  상소뇌동맥(superior cerebellar artery)를 기억하고 그림을 확인할 것.

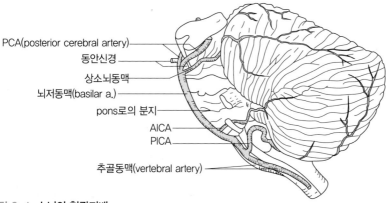

PCA(posterior cerebral artery)
동안신경
상소뇌동맥
뇌저동맥(basilar a.)
pons로의 분지
AICA
PICA
추골동맥(vertebral artery)

그림 3-1. 소뇌의 혈관지배
[Duus' Topical Diagnosis in Neurology에서 인용]

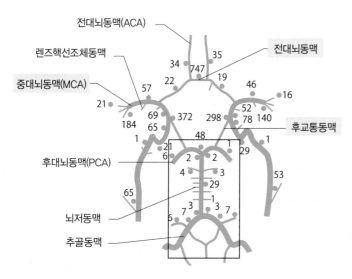

전대뇌동맥(ACA)
렌즈핵선조체동맥
전대뇌동맥
중대뇌동맥(MCA)
후교통동맥
후대뇌동맥(PCA)
뇌저동맥
추골동맥

34 35 747 19 46 16 57 22 21 52 21 69 372 298 78 140 184 65 1 48 1 1 2 1 29 6 2 2 4 3 53 29 65 1 3 7 3 3 7 6

그림 3-2. 뇌동맥류의 발생부위와 어지럼증에 관여하는 혈관
단발성뇌동맥류 2,672례(Locksley, 1966년)

> **영상진단**

MRI, MRA의 영상으로 장애부위 및 성질이 확인되면 확정적이지만, 검사결과와 불일치하더라도 의심되면 추가적 영상검사, 추적검사를 요한다.

> **주의점**

- 소아의 어지럼증, 평형장애 가운데 소뇌장애로 인한 경우가 있으므로 주의를 요한다.
- 특히 종양(glioma나 meduloblastoma)(그림 3-3)이나 기형[①결손, ②Arnold-Chiari 기형:소뇌편도가 대후두공으로 함입, 하안검방향의 수직성안진(bown beat nystagmus: DBN)을 보인다(제4장의 6, 166페이지 참조), ③Dandy-Walker 증후군(제4뇌실 확대, 충부의 결손, 반구해리 등)]의 가능성을 고려해야 한다. 따라서 실조 유무 검사, 영상학적 검사가 중요하다.

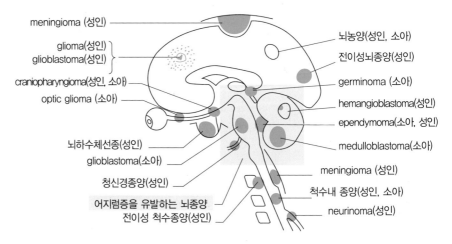

그림 3-3. 뇌종양척수종양의 호발부위와 어지럼증을 유발하는 뇌종양(파란색 박스)
[篠原幸人, 水野美邦(編):脳神経疾患のみかたABC (p.252, 医学書院, 1993에서 인용]

전쟁의 부산물: Gordon Holmes의 소뇌장애 연구

Bárány가 노벨상을 수상한 1914년으로부터 3년이 지난 1917년 Gordon Holmes가 『Brain』 지에 75페이지나 되는 장편을 게재하였다. 그는 서문에서 「수많은 생리학자들이 동물의 소뇌 파괴실험을 바탕으로 기능의 국재화를 논했었지만, 인간의 소뇌장애소견과 반드시 일치하는 것은 아니었다. 또한 인간의 소뇌장애에서도 종양이나 변성질환은 증상과 병소의 대응이 정확히 맞아 떨어지지 않는다. 제1차 세계대전으로 소뇌, 특히 반구의 피질에 총격손상을 받은 병사 40여 명의 치료관찰을 시행하였다. 그 중 19인은 조기에 사망하여, 생존한 21인의 경과를 관찰할 수 있었기에 그 소견을 상술하고자 한다.」라고 적고 있다.

그는 서문의 뒤에 「제1장 장애측 손발의 긴장저하, 제2장 운동실조」 순서로 다루고 있다. 그 중에는 대단히 흥미 깊은 그래프가 실려 있다.(다음 페이지 그림) 이 그래프는 두꺼운 종이에 등유의 그을음을 칠하고 돌아가는 원통에 감은 다음, 기록하고자 하는 현상을 물리학적으로 전하는 지렛대가 달린 바늘이 그을음을 깎아내면 그래프가 그려지는 장치를 사용한 것이다.

그림 제일 위의 그래프는 128 Hz의 소리굽쇠가 기록한 진동으로, 진동 13개가 0.1초에 해당한다는 표시이다. 아래의 그래프는 우반구 수상 10일째인 병사에게 좌우 양손으로 동시에 같은 힘으로 용수철을 쥐게 하고 기록한 것이다. 1과 1'가 스타트 시점인데, 오른손은 즉시 운동을 시작하지 못할 뿐만 아니라, 힘이 들어가는 속도도 느리다. 2와 2' 시점에서는 힘을 빼도록 지시하였다. B는 힘도 즉시 빠지지만, B'는 시작이 지연되고 진행도 더디다. 우측 상지의 근육에 생긴 장애를 여실히 드러내 보이는 것이다. 전자기기를 이용해 모든 현상을 기록할 수 있으며, 그 분석까지 클릭 한 번으로 화면에 디스플레이 되는 오늘날 우리들은 이 그래프의 본질적인 이해에 더 다가선 무엇인가를 찾아냈다고 말할 수 있을까. 근전도로 상세히 분석한다고는 하지만, 현상의 본질적인 이해에서 더 멀어진 것은 아닐지.

한편, 논문의 제3편에서는 「우측 소뇌반구를 침범한 손상에서는 글자쓰기에 있어서도 이런 장애가 명백히 드러난다. 환자는 연필을 부정확하게, 너무 힘을 줘서 쥐고, 연필끝으로 종이를 지나치게 세게 누른다. 글자들은 크기가 불균일하며, 글자 간격도 불균등하다. 개개의 글자는 모양이 나쁘고, 그 획은 흔히 삐져나가거나 각도가 이상하다.」(아래 그림)라고 서술하면서, 실제 례를 제시한다. 이것은 바로 후쿠다의 「눈감고 글자쓰기」 검사의 원형이라 할 수 있다.

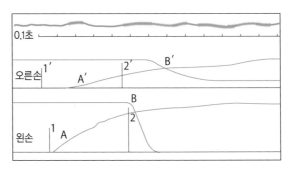

그래프 (오른손이 약하다 = 소뇌 우반구의 총상, 수상 10일째)

실조(失調) 문자
위 : Raymond, yesterday
아래 : I have been eight weeks

후쿠다는 이를 검사법으로 정립하여 수직으로 내려씀으로써 편위와 실조의 2가지를 보이려고 있지만, 실조의 검사에 대해서는 이미 이 논문에서 다루고 있는 셈이다. 눈감소 글자쓰기가 유럽의 교과서에서는 어째서 'vertical writing test(Fukuda)'로 번역된 것인지 저자는 다소 의아하게 생각했었는데, 그 이유는 여기서 보이는 가로쓰기에 있었던 것일지도 모르겠다.

어지럼증은 수상후 비교적 조기에 나타나서 조기에 사라지는 증상이라고 서술되어 있다. 21명중 17인이 경험했으며, 그 중 14명은 분명한 수평면에서의 회전, 2명은 수직면에서의 회전을 느꼈다고 한다.

논문 제8장은 「안구운동의 장애와 안진」이라는 제목이 붙어있으며, ①건측으로의 「공동편시」: 양안이 한 방향으로 편위된 채로 있음, ②비대칭성 편위: 장애측의 안구가 내하(內下)방향을, 건측의 안구는 상외(上外)방향을 보고 있음, ③주시안진: 정지위가 있으며, 측방시에서 「Bruns-Cushing 안진」양상으로 자세하게 기술되어 있다. 실론 「고전(古典)」이라 부를만한 논문인 것이다.

위험한 어지럼증 :
② 안면신경 이상을 일으키는 어지럼증

◐ **안면신경의 구조**

1. 안면신경의 주행경로

- 안면신경은 뇌간의 안면신경핵을 중심으로, 중추(핵상)경로와 말초경로로 갈라진다. 모식도로 나타낸 것이 그림 3–4이다.
- 전두근은 양측대뇌피질의 지배를 받기 때문에 상위운동뉴런(corticobulbar tract)의 일측성 손상에도 이마에 주름을 짓는 동작은 보존된다.(그림 3–4, 오른쪽)

2. 안면신경의 구성

- 제 Ⅷ 뇌신경(청신경)이 감각신경섬유가 중심이 되는 것이 반해, 안면신경은 3개의 섬유로 구성된다.(그림 3–5)
- 즉, 안면신경핵에서 기원하는 운동신경섬유, 위침분비핵(sup. salivatory nucleus)에서 기시하는 부교감신경섬유, 고립로핵(nucleus tractus solitarius)에서 기시하는 지각신경섬유의 3종류로 이루어져, 대단히 복잡하다.

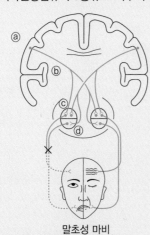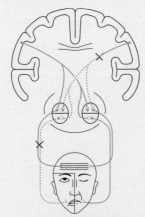

말초성 마비   중추성(핵상성) 마비

그림 3–4. 안면신경의 주행로
ⓐ 전두엽중심전회(precentral gyrus)   ⓓ 안면신경핵(하안면근지배)
ⓑ 피질연수로(corticobulbar tract)   × 장애부위
ⓒ 안면신경핵(frontalis m.(전두근) 지배)   ■ 마비부위
(野村恭也, 耳科学アトラス 第3版, p129에서 전재)

3. 측두골내의 안면신경 주행과 각부위의 명칭(그림 3-6), 및 측두골수평단의 조직 상(그림 3-7)

- 복잡한 신경구성과 주행경로를 갖고 있기 때문에, 그 장애를 일으키는 병인도 선천적인 것에서부터 뇌혈관장애, 염증(세균성, 바이러스성), 종양, 자가면역, 퇴행성 질환이나 외상(골절을 포함) 등에 이르기까지 실로 다채롭다.

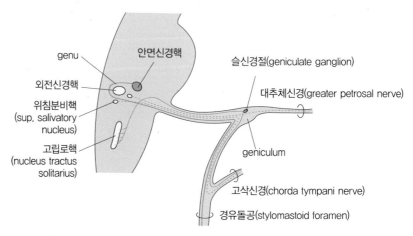

- 신경섬유의 종류

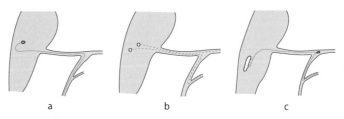

	a. 운동신경섬유	b. 부교감신경섬유	c. 지각신경섬유
기시(origin)	안면신경핵(pons)	sup. salivary nucleus	geniculate ganglion
경로/지배	→ 표정근, 기타	중간신경(intermediate nerve)을 경유 1. greater petrosal n. – pterygopalatine ganglion → 눈물샘, 코샘 2. chorda tympani n. – submandibular ganglion → 악하선, 설하선	1. 말초 : 수상돌기는 chorda tympani n., lingual n.을 거쳐 혀의 앞쪽 2/3의 미각 2. 중추 : 신경돌기는 중간신경을 경유하여 고립로핵으로

그림 3-5. 안면신경의 구성
(野村恭也, 耳科学アトラス 第3版, p119에서 전재)

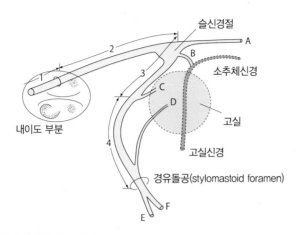

그림 3-6. 안면신경의 주행과 그 명칭

1: 내이도 부분(internal auditory canal portion)
2: 미로부(labyrinthine portion)
3: 고실부(수평부) [tympanic portion(horizontal portion)]
4: 유돌부(수직부) [mastoid portion(vertical portion)]
A: 대추체신경 (greater petrosal nerve)
B: 고실신경과의 교통분지
C: 등자골근신경 (nerve to the stapedius muscle)
D: 고삭신경 (chorda tympani nerve)
E, F: 측두골 외안신경분지
(野村恭也, 耳科学アトラス 第3版, p118에서 전재)

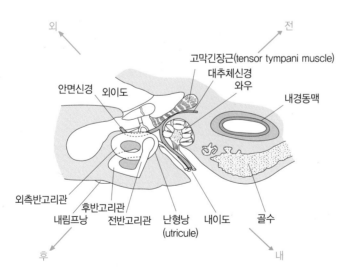

그림 3-7. 측두골수평단의 조직상
(野村恭也, 耳科学アトラス 第3版, p2. 에서 전재)

여기서는 어지럼증을 동반하는 것과 동반하지 않는 것을 포함하여, 평소에 접할 수 있는 대표적인 질환에 한정하여 언급해 보겠다.

중추성 안면신경장애(대부분은 신경과적 영역)

① Möbius 증후군 (선천성 양측성 안면신경마비)

태어나면서부터 안면신경마비가 나타남. 동시에 외전·동안·삼차·설하신경 등의 부전마비를 보이는 예도 있다. 뇌간의 뇌신경핵형성부전에 의한 것이다.

② Weber 증후군 (상교차성 편마비, superior alternating hemiplegia)

중뇌(midbrain)의 장애로 일측 안면신경마비와 반대측 동안신경마비가 발생한다.(alternating hemiplegia)

③ Foville 증후군

뇌간(교) 출혈에 의해 발생. 상세한 것은 column ⑧을 참조.

④ Wallenberg 증후군

연수의 배외측출혈에 의함.(dorsolateral medullary syndrome) 상세한 것은 column ⑨를 참조.

치료법

각각의 원인에 따라 대응한다. Foville 증후군과 Wallenberg 증후군은 특히 응급대응을 요하며, 뇌출혈에 대한 대책 및 절대안정, 호흡관리를 철저히 할 것. 하지만, 중추성 질환의 빈도는 낮다.

Column 8

병초지(病草紙)의 예리한 그림 : 안면신경마비

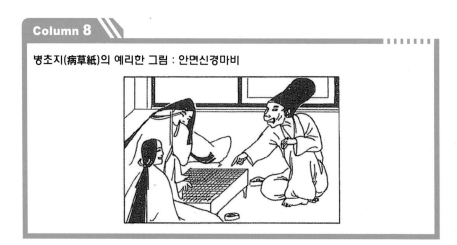

『일본인의 병력』(立川昭二 著, 日本人の病歷)에 소개된 『병초지』에 실린 「풍병(風病)에 걸린 남자」가 이번 컬럼의 주인공이다.(위의 그림)

「2명의 여성을 상대로 남자가 바둑을 두고 있다. 그런데, 남자는 멋진 관모를 쓰고 있지만 제대로 앉지 못하는 것인지, 무릎을 세우고 있고 눈과 입은 삐딱하다. 손도 제대로 못 움직이는지 바둑판을 필사적으로 가리키고 있다. 여자들은 그 모습이 우스운지 손으로 입을 가리고 웃고 있다.」 그림(土佐光長)에 붙은 설명(寂蓮 法師)에는 「최근 한 남자가 있었는데, 풍병으로 눈동자 항상 흔들렸다네. 엄한(嚴寒)에 벌거벗은 사람처럼 떨고 있었다네.」

『병초지』는 헤이안 말기부터 가마쿠라 초기에 만들어진 그림이야기(에마키, 繪巻)의 일종이다. 당시의 풍병이라는 질환은 범위가 넓은데, 주로 신경계의 질환을 가리키지만, 류마티스나 각기병, 감기까지도 포함하는 것이었다고 한다. 하지만 이 그림에서 보이는 남자는 진짜 신경질환이다.

사람이든 동물이든 사물을 보려고 할 때 안구를 고정시켜야만 한다. 하지만 뇌간(이나 소뇌)에 장애가 발생하면, 리드미컬하게 안구가 움직이게 된다. 이것을 「주시(注視)안진」이라고 하는데, 「풍병으로 눈동자 항상 흔들렸다네.」 라는 것이 바로 안진의 기록이다. 옛 사람들의 날카로운 관찰력에 놀랄 따름이다.

위의 그림을 더 자세히 들여다 보면, 다음과 같은 것을 알 수 있다. [신경이과의사를 위해서 『神経耳科医のために』, (村主好弘 외 편집)]

먼저, 얼굴이 왼쪽으로 돌아가 있는데, 이것은 우측 안면신경마비 때문이다.

다음으로 안구도 왼쪽으로 돌아가 있다. 그리고 손가락으로 가리키는 것과는 달리 눈동자는 오른쪽으로 돌아가지 않는다. 그래서 문장에서 설명하듯이 덜덜 떨리는 듯한 안진이 나타났을 것이다.

오른쪽 주시안진이 있다는 것은 확실하다. 이 점에서 장애는 뇌교 오른쪽의 안면신경마비, 또는 그 핵이나 PPRF(paramedian pontine reticular formation)를 포함하는 부분일 것으로 생각된다.

마지막으로 팔이나 다리의 마비는 어떨까. 여기에 대해서는 신경학 선생님들의 의견을 들어보았다. 「우측 편마비라면, 이 그림처럼 오른손으로 가리킬 수가 없을 것이다. 우측 편마비는 없다고 봐도 좋을 것 같다. 안구증상과 안면마비를 근거로 우측 뇌교의 장애라고 생각하면, 좌측 편마비가 문제가 될 것이다. Foville 증후군을 참고로 해보자. ……왼쪽 무릎을 세우고, 왼손을 떨어뜨리고 있는 모습을 보자면, 혹시 좌측의 부전마비가 있는 것은 아닐까……」 라는 의견을 들었다. 그렇다면, 이 그림은 Foville 증후군을 나타낸 것이 아닐까.

프랑스의 의사 Foville이 처음으로 보고 했던(1858), 뇌간(교)출혈로 쓰러진 43세의 세일즈맨 증례는 그림의 풍병에 걸린 남자와는 장애부위가 반대였다. 「좌측 안면신경마비와 우측 상하지의 마비. 즉, 교대성편마비로 안근(眼筋)의 독특한 마비가 있다.」라고 서술되어 있다.(아래 그림)

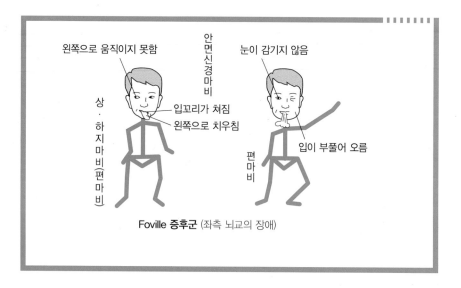

Foville 증후군 (좌측 뇌교의 장애)

Column 9

Wallenberg 증후군과 순회선성안진(pure torsional nystagmus)

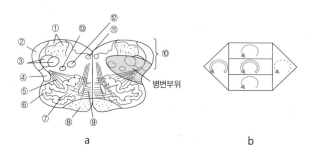

a   b

① 후삭핵 dorsal column nuclei
③ 삼차신경척수 및 핵 spinal trigeminal tract & nucleus
⑤ 올리브소뇌섬유 cerebello-olivary fibres
⑦ 설하신경 hypoglossal nerve (CN XII)
⑨ 내측유대 medial lemniscus
⑪ 설하신경핵 hypoglossal nucleus (CN XII)
⑬ 의핵 nucleus ambiguus

② 후척수소뇌로 post. spinocerebellar tract
④ 전척수소뇌로 ant. spinocerebellar tract
⑥ 올리브핵 olivary nucleus
⑧ 추체로 pyramid
⑩ 삭상체 inferior cerebellar peduncle
⑫ 중심피개속 central tegmental fascicle

Wallenberg 증후군의 장애부위와 순회선성안진

a. 연수의 횡단면도. 그림 아래쪽이 배쪽, 위쪽이 등쪽이다. 푸른색 영역은 출혈에 의한 장애부위.
b는 그로 인한 안진도. 안구가 반시계방향으로 회선한다.

여기서는 연수외측의 급성장애로 격심한 어지럼증과 독특한 안구운동을 보이는 증후군을 소개하겠다. 이것은 1901년 Adolf Wallenberg가 최초로 보고하여 Wallenberg 증후군이라 명명되었다.

헤비 스모커에 술을 좋아하는, 눈이 아주 나쁜 38세의 그물직고 장인인 남성이 1893년 9월 9일 저녁에 장례식에서 돌아와서는 돌연 격심한 어지럼증 발작으로 침대에 쓰러졌다. 얼굴 왼쪽편으로 통증이 넓어지고, 쉰목소리가 났으며, 음식을 잘 삼킬 수 없었다. 하지만 의식을 잃거나 하지는 않았다.

다음 날도 어지럼증이 심했으며, 무리해서 일어나면 왼쪽으로 쓰러졌다. 목소리는 그대로였지만 컨디션은 좋아졌다. 20일 정도 지나자 혼자서 걸을 수 있을 정도로 회복되었다고 한다. 어쨌거나 과음으로 인해 혈관이 막혀버렸던 듯하다.

위 환자는 태어날 때부터 왼쪽 눈이 보이지 않았으며, 오른쪽 눈은 몇 차례 수술을 받았다.(「안진이 있다」라고만 기록되어 있었다) Wallenberg 증후군에서는 극히 독특한 안구운동이 관찰되는 것이 유명하다. 즉, 안구가 전후축을 중심으로 반시계방향으로 돌아가는 「순회선성 안진」이 출현하는 것이다.(위 그림) 이런 성질의 안진은 연수외측부위의 장애에서만 나타나기 때문에 딱 알아보기만 하면 진단이 나온다. 그래서 학생들 시험에 내기가 좋다. 실제로 저자도 여러 차례 출제했었다.

Wallenberg의 보고는 다음과 같이 이어진다.

「10월 26일 좌측 상지의 운동실조는 명백히 계속되고 있다. 좌측 하지는 운동실조로 인해 계단을 내려가기가 대단히 곤란했다. 하지만 계단을 오르기는 쉬웠다.」 언뜻 특별한 의미가 없는 기술인 듯하지만, 대단히 중요한 의미가 있다. 어지럼증 외래에서는 「환자들에게 계단을 내려가기가 두렵거나 어렵지 않습니까?」라고 자주 물어보는데, 그 이유는 바로 이것이 중추성 어지럼증·평형실조를 발견하는 데 있어 대단히 중요한 포인트이기 때문이다. 그런데, Wallenberg와 같은 의욕적인 의사를 만나면 환자도 고생이 많은 법이다. 발병 2개월 후, Wallenberg는 단치히(Danzich) 의학회 학회석상에서 환자를 데려다 놓고 여러 의사들에게 관찰하도록 했다. 오늘날 이런 짓을 했다가는 신문에 큰 소란이 날 것이다. 당시 환자의 증상 소견은 다음과 같은 것이었다.

「①보행시에 왼쪽으로 기운다, ②좌측 하지에 다소간 운동실조가 있다, ③좌측 성대마비, ④좌측 혀의 절반이 용적이 늘어남, ⑤좌측 각막반사 소실, ⑥좌측 안면 절반, 몸통의 좌측, 우측 상하지의 통각·온각 장애」

③의 성대 움직임을 진찰하여 중추성 장애를 확인하면 진단에 큰 힌트가 될 것이다.

청신경종양

이 청신경종양은 원래 「말초성」이지만, 커지면 angle(「소뇌-뇌교 각부 cere-bellopontine angle」을 전문가들 사이에서는 angle로 약칭함)에 압박증상을 보이기 때문에 중추성에 준해 대응해야 하기 때문에 별도로 다루는 것이다. "angle tumor"에는 neurinoma나 meningioma도 포함된다.

청신경종양

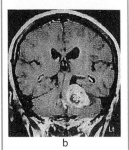

a는 내이도(internal auditory canal)의 관상면 단층사진. 좌측 내이도가 종양으로 인해 확대된 것이 관찰된다.(화살표)

b는 같은 단면의 MRI 영상이다. *마크 부분에 내부가 낭포상으로 된 거대한 종양이 뇌간 및 소뇌를 압박하고 있는 것이 관찰된다.

- 미로에서 뇌로 전달되는 신호는 2개의 신경로, 즉 와우신경과 전정신경을 타고 간다. 그 중에서 주로 후자에 종양이 발생하면 「청신경종양(acoustic neurinoma)」라 불린다. 종류는 양성종양으로 암과 같은 종류는 아니며, 「신경초종(neurilemmoma)」이다. 하지만 커지면 「소뇌교각부」라는 부위로 진전되면서 생명을 관장하는 뇌간을 압박하기 때문에 수술이 필요하게 된다. 이것은 전체 뇌종양의 8%에 상당하며, 「어지럼증 클리닉」, 「전정외래」에서 중추성 장애로 확진되는 질환 중 1, 2 위를 다투는 질환이다.

- 청신경종양은 귀(미로)와 뇌 사이에서 발생하여 뇌를 압박하기 때문에, 귀의 질환으로 혼동하기 쉬운 면이 있어 가볍게 넘기기 쉽다. 그래서 어지럼증·평형실조가 심해진 상태에서, 안면신경마비(안면신경이 내이도를 청신경과 함께 주행하기 때문), 뇌압항진에 의한 구토가 일어난 다음에야 비로소 진단되는 예도 드물지 않다.

- 초기 증상은 최고 95%에서 「이명(耳鳴)」이며, 그 중에서 90%는 서서히 청력이 저하된다. 가까운 이비인후과에서도 고막은 이상이 없으니 「이관통기(eustachian tube insufflation)를 하고 경과를 봅시다」라는 정도로 듣고, 환자도 질환을 방치하게 된다. 청력검사를 해도 「원인불명의 감음성(신경성) 난청??」정도로 밖에 나오지 않는다. 어지럼증이 있다면 칼로리 테스트 따위를 할 수도 있겠지만, 역시 반응이 저하된 경우에는 「미로기능 저하증??」 정도로만 진단될 뿐이다.

진단

- 조기 발견을 위해서는 청력검사, 온도시험 및 영상진단이라는 3박자가 갖추어져야 한다. 어째서 영상진단이 없어서는 안 되냐 하면, 왼쪽 그림처럼 신경

이 지나는 터널(내이도)의 확대 유무를 반드시 확인해야 하기 때문이다.(어떤 값싼 장비로 찍더라도 상관없다.)

- 청신경종양은 일찍 발견되면 크기가 작은 것은 방사선 감마나이프로 없앨 수 있다. 또는 수술을 하더라도 신경외과적인 개두술 없이 이비인후과에서도 수술할 수 있어 청력소실이나 안면마비를 남기지 않을 수 있다.

그런데, 앞에서 언급한 3박자를 갖추기 어려웠던 과거에는 어떻게 종양을 찾았던 것일까. 여기서 등장하는 것이 「Bruns-Cushing 안진」이다.

◑ BRUNS-CUSHING 안진

위의 두 그림은 전기안진계 기록의 모식도.
아래의 육각형 그림은 챠트에 기술한 것이다.

「Bruns-Cushing 안진」이란 무엇인가. 위의 안진기록에서 보듯이 나안(裸眼)으로 측방을 주시할 때, 한 쪽에서는 느리고 큰 안진이, 반대측에서는 작고 빠른 안진이 나타난다. 이런 안진이 관찰되면, 큰 안진이 나타나는 쪽에 발생한 소뇌-뇌교 각부의 장애(대부분은 청신경종양)를 의심할 수 있다. 오늘날과 같은 첨단 장비가 없던 시절에는 획기적인 「진단학」이었을 것이다.

독일 하노버의 신경과 의사 Ludwig Bruns(1858~1928)가 자기 스스로 안진의 이름을 붙인 것은 아닌 듯하다. 1908년에 재판(再版)된 『신경계의 종양 Die Geschwülste des Nervensystems』에는 「또한 장애측 또는 양측으로 안진이 있다는 것이다. 이에 대해서는 Stuart나 내가 관찰한 바와 같이, 장애측으로의 안진은 크고 느리며, 반대측으로의 안진은 작고 빠르다. 이것은 뇌간의 장애에 의해 생기는 안진으로……」라고 기재되어 있다. 그렇다면 정확히는 「Bruns-Stuart 안진」이라 불러야 하지 않을까.

한편, 미국의 Cushing은 논문으로 발표는 하지 않았지만 1년 앞선 강연에서 이에 대해 언급했다고 한다. 그리고 9년 후(1917년) 『청신경의 종양』이라는 논문에서 「즉, 대부분의 임상례에서는 수평방향의 안진이 나타난다. 그 안진은 건측에 비해 환측을 주시할 때 더 크고 느린 안진이었다.」라고 기술했다. 이런 이유로 양자에게 경의를 표하는 「Bruns-Cushing 안진」이라고 부르는 편이 더 정확할 것 같다.

- 그러면 최근의 사정은 어떨까. 74페이지의 b 그림은 MRI 영상으로, 이렇게 큰 청신경종양의 증례는 보기 어려워졌다. 그 이유는 CT나 MRI가 보급되면서 커지기 전에 우연히 발견되는 경우가 많아졌기 때문이다.

◐ 영상에서 청신경종양을 찾아내는 실마리

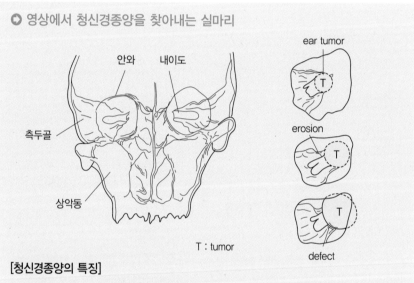

[청신경종양의 특징]
- 내이도 또는 내이도구에서 원발하는 신경초종(neurinoma)이다.
- 뼈의 변화는 선천성이 아니라 병변의 침식에 의한 것이다.
- 1장의 「단순 X선 안면 정면상」에서도 실마리를 찾을 수 있다.(위의 그림)
- CT, MRI에서는 명확한 영상을 얻을 수 있다.

▭▶ 말초성(핵하성) 안면신경장애

주행경로상 내이도로 들어가기 전에 발생하는 병변들.

1. 신경혈관압박증후군(neuro-vasculr compression : NVC)
- 뇌교에서 측두골에 들어가기까지의 짧은 뇌척수액공간에서 제 VII·VIII 뇌신경은 신경초(Schwann초)에 한 다발로 감싸여 있다. 이 부분에서 전하

소뇌동맥(AICA)의 분지가 루프(휘어짐)를 혈성하며 신경을 올라타면 박동에 의한 압박으로 인해 안면경련이 일어난다.

- 이비과에서 필자가 최초로 보고한 증례로는 어지럼증, 이명, 난청을 동반해 청신경종양의 의심하에 개두술을 시행한 증례도 있다.(二木 隆 외 : 耳鼻臨床 74 : 2249-2256, 1981)

- Jannetta 수술(미소혈관감압술) : 신경 줄기를 누르는 혈관 루프를 이동시키는 수술로 최근 삼차신경통이나 안면경련에서 신경외과 의사들이 즐겨 시행하는 수술이 되었다.

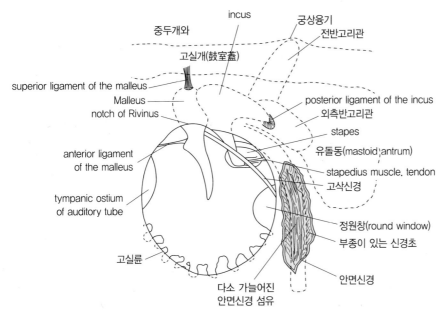

그림 3-8. 안면신경과 개방술 (벨 마비)
(野村恭也, 耳科学アトラス 第3版, p63. 에서 전재)

2. 벨 마비(Bell's palsy)

- 처음에는 얼굴 한쪽에만 장시간 추위에 노출되어서 발생하는 것으로 보고되었다. 하지만 병태생리면에서 그림 3-6(69페이지)의 3. horizontal portion이나 4. vertical portion의 뼈로 된 안면신경관내에서 Schwann초의 부종으로 인해 안면신경이 압박을 받아 마비가 일어나는, 비세균성의 idiopathic한 것을 총칭했다. 대부분은 어지럼증이 동반되지 않는다.

- 치료법으로는 스테로이드 주사, 경부교감신경절 차단술 후에 5%CO_2가 함유된 산소흡입이나 고압산소 등으로 신경초의 부종을 줄이는 보존적인 방법으로 관해를 기대한다. 마비의 호전이 느린 경우에는 수술적으로 안면신경관 개방술을 시행한다.(개선율 양호)(그림 3-8)
- 최근의 보고에는 스테로이드에 추가로 항바이러스제를 사용하면 성적이 향상되는 점에서 단순 헤르페스 바이러스의 존재도 시사되고 있다.

3. Ramsay-Hunt 증후군

- 이것은 귀에 생긴 대상포진(herpes zoster oticus)으로 수두 바이러스의 신경내 잠복(latent VZV)이 인체의 면역력이 떨어진 틈을 타 일측 무릎신경절(geniculate ganglion)을 따라 재활성화되어 발병한 것이다. 외이 및 고막에 유통성 spot을 동반하며, 제 VII, VIII 뇌신경을 침범한다.
- 격심한 이통(耳痛)과 함께 이명, 난청, 안면신경마비를 일으키며, 때로는 어지럼증도 동반된다. 가벼운 경우에는 이통과 안면신경 마비만 있다. 피로, 감기, 한냉노출 후에 속발한다.
- 진단의 핵심은 이통의 확인과 이개·외이도 및 고막에 붉은 spot을 확인하는

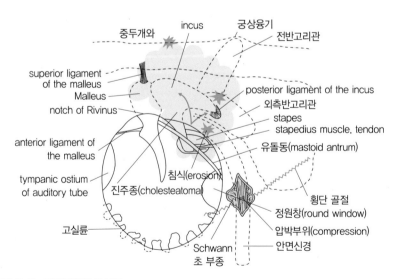

그림 3-9. **고막주변의 모식도**
A. 진주종의 진행과 침식(★)
B. 횡골절(transverse fracture)과 신경관개방술 소견

것이다. 치료는 벨 마비에 준해서 시행하며, 동시에 항바이러스제 복용 및 통증부위 국소 연고도포를 시행한다.

• 벨 마비보다는 시간이 걸리지만, 반드시 호전된다는 점을 환자에게 교육할 필요가 있다.(특히 여성) 향정신성 히스타민제 등으로 경과관찰한다. 환자 스스로 입이나 얼굴을 움직이는 재활을 할 수 있게 교육한다.

4. 진주종성 중이염으로 인한 안면신경마비

• 이 진주종은 뼈를 융해시키며 커지기 때문에 만만히 봤다가는 위험하다. 귓물(이루)의 냄새가 나쁘다고 환자가 호소하면 일단 이 질환을 고려한다.

• 고막의 후상방의 등자뼈(stapes) 위쪽에서 발생해 이소골, 안면신경관, 또는 딱딱한 외측반고리관까지 녹인다. 천개(tectorium)까지 진입해 골수염을 일으키기도 한다.(그림 3-9A)

• 어지럼증이나 안면마비를 일으키는 중이염은 가급적 빨리 수술곽청이 필요하다.

5. 측두골 골절

• 측두골(temporal bone)의 temporal에는 옛날부터 「타격(打擊)으로 목숨을 잃기 쉽다」는 의미가 있다고 하며, 현재도 야구의 헬멧은 이 부위를 보호하기 위해 고안된 것이다.

• 두부외상후 어지럼증, 난청, 안면신경마비가 있다면, 영상학적으로 측두골에 종골절 또는 횡골절이 있는지 확인해서, 경우에 따라 즉각적인 「안면신경관 개방술」을 요하기도 한다.(그림 3-9B) 수술을 통해 극적으로 증상을 개선할 수 있다.

6. 자가면역성 안면마비

• Guillain-Barré 증후군, Heerfordt 증후군, Melkersson-Rosenthal 증후군이 있다.

• 이 질환들은 반복성(일측성 또는 양측성)인 경우가 많고, 스테로이드에 반응이 좋다. 당뇨병의 합병도 많아 신중한 판단이 필요하지만, 모두 드문 질환이다.

어지럼증의 진단과 치료

양성 발작성 두위성 어지럼증 (BPPV)

BPPV는 그림 3-10에서 보다시피 메니에르병과 함께 말초성 어지럼증의 가장 흔한 원인이다.

Naming

- BPPV=

Benign	Paroxysmal	Positional	Vertigo
‖	‖	‖	‖
양성	발작성	두위성	어지럼증
내이성	급격히, 특정 체위에서	그 체위를 말함	회전성 어지럼증
※악성 = 중추성	유발됨		+ 구토

- 악성발작성어지럼증도 있지만 소뇌·뇌간출혈에 한정된 것으로, 그 수도 적다.
- 「발작성」이란 메니에르병과 같은 발작은 아니며, 특정 체위를 취하면 어지럼증이 유발된다는 것이다. 저자는 오히려 「유발성」 쪽이 더 적합할 것으로 사료된다.

History

- 1921년 Bárány는 환측이 우측인 증례를 최초로 보고함. 「전정미로에서 기인한다」고 기술함.
- 1952년: Dix & Hallpike(영국)이 104 증례를 취합, 최초로 독립된 질환으로 BPPV(Benign Paroxysmal Positional Vertigo)라고 명명함. 더불어 「이석장애」에 의한 것으로 결론지음.(표 3-1)

말초성 어지럼증 [N1=764(/1941=N)]　　　지연성내림프수종 Delayed Endolymphatic Hydrops

Ménière병 325(42.5%)	BPPV 302(39.5%)	30(4%)	전정 신경염 30(4%)	기타

중추성 어지럼증 [N2=202(/1941=N)]]

소뇌-교각부 종양 (청신경종양을 제외) 46(23%)	척수소뇌변성증 43(21%)	청신경종양 29(14%)	선천성 안진 21(10%)	Wallen – berg 증후군 19(9%)	소뇌 장애 19(9%)	다발성 경화증 18(9%)	기타

그림 3-10. 동경대학병원 전정외래를 방문한 어지럼증의 원인

표 3-1. BPPV 진단의 길라잡이

1. 공간적으로 특정 두위(頭位)변화를 일으켰을 때 유발되는 회저성 어지럼증
2. 어지럼증 출현시에 안진이 확인됨. 안진은 다음과 같은 양상을 보이는 경우가 많다.
   ① 회전성 요소가 강한 두위안진
   ② 안진출현에 잠복기가 있음
   ③ 어지럼증을 유발하는 두위를 반복함으로써 안진이 감소되거나 소실되는 경향
3. 어지럼증과 직접 연관된 와우증상, 경부(목)이상 및 중추신경증상을 확인할 수 없음

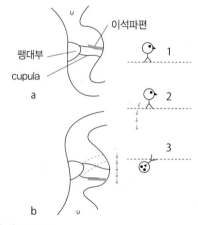

그림 3-11. cupulolithiasis theory
Hallpike 두위를 취하면(1∼3), a → b와 같이 후반고리관의 cupula에 이석파편이 부착된 면이 역전되면서 cupula가 한쪽으로 치우치게 된다. 파편이 cupula에서 이탈하면 원래 위치로 돌아오게 된다.

- 1979년: Schuknecht(미국)은 이석기관에서 떨어진 파편(탄산칼슘의 결정)이 후반고리관 cupula에 부착되는 것이 병태생리라는 석회화증성(cupulo-lithiasis theory)을 발표.
- 1988년: Semont 등(미국), 이석부유물치환법을 발표.
- 1992년: Epley(미국), 역시 이석부유물치환법을 발표. 이후 세계적으로 유행함.

두위성 어지럼증과 메니에르병의 차이 : 결정적으로 예후가 다르다

- 메니에르병은 진행성 질환이며, 양측성일 우려가 있음(28%).
- 메니에르병은 이명이 지속, 난청이 진행됨. 때로 자살을 부를 정도.
- 메니에르병의 격심한 어지럼증은 3일 정도면 가라앉지만, 반드시 재발한다.
- 두위성 어지럼증의 재발은 약25%(저자)이다.

복습 : 이석기관 (직선가속도 = 중력·원심력의 센서)

- 동물(해파리에서 사람까지)에는 평형반 센서가 필요. 세반고리관보다도 계통
  학적으로 오래된 기관.
- 그 구조와 위치(그림 3-12) : 위치는 와우와 세반고리관 사이. 2개의「평형
  반」(난형낭·구형낭)은 360° 대응이 가능한 중력 센서이다.

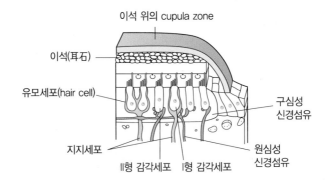

그림 3-12. **이석기관의 구조**

이석기능검사법

대표적인 검사인 두위변환안진검사법(Stenger법, Dix-Hallpike법)을 그림
3-13, 14에 실었다.

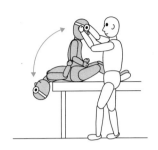

**그림 3-13. 두위변환안진검사
(Stenger법)**
피검사자는 프렌첼 안경을 쓰고 있다.
현수두위에서 목을 좌우로 돌리면 Dix-
Hallpike법이 된다.

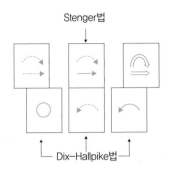

**그림 3-14. 두위변환안진검사법(Stenger법과
Dix-Hallpike법)**
윗줄의 네모칸은 현수두위에서의 안진. 왼쪽 네모칸
은 왼쪽으로 목을 돌렸을 때, 오른쪽 네모칸은 오른
쪽으로 목을 돌렸을 때의 안진을 나타내고 있다. 아
랫줄의 네모칸은 앉은 자세로 일어났을 때의 안진을
나타내고 있다.

**프렌첼 안경 만들기
(내과의사를 위해서)**

제작법   초등학생용 돋보기

렌즈만 꺼낸다

안쪽에서 투명
테이프로 고정

스키용 고글

어둡지 않은 UV차단 제품

사용법   검사자

펜라이트를 비춰
서 들여다 본다.

피검자   (구입하자면 비싸다)

진단의 포인트

① 우선 문진시에 확인할 요점은 회전성 어지럼증이 최초로 발생한 상황을 파악
하는 것이다. 환자는 「누워서 텔레비전을 보다가 체위를 바꿨는데……」, 「알람
시계를 잡으려고 손을 뻗었는데……」, 「책상 위의 물건을 잡을 때」, 「구두를 벗
을 때」 등으로 꽤나 명확하게 기억한다.

② 저림, 떨림, 마비, 복시(diplopia), 실신 등의 신경증상이나 이명난청이 없음
을 확인.

③ 똑같은 두위를 다시 취하면, 어지럼증이 점차 약해지는지(감소되는지 아닌
지) 확인. 중추성 어지럼증은 반복한다고 감소되지 않는다.

④ 발병 시간이 얼마 되지 않은 사람에게 침대에서 「어지럼증(이 유발되는) 두
위」를 취하게 하면, 눈을 감은 채로 있어도 눈꺼풀 아래에서 리드미컬한 안진
이 관찰되는 경우가 많다.

⑤ 프렌첼 안경으로 두위변환안진(그림 3-13, 14)을 확인하면 확진이 가능하다.

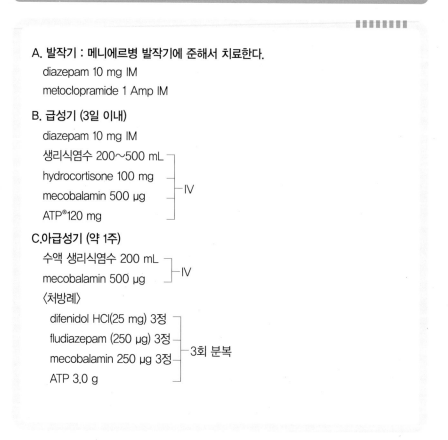

병기에 따른 치료법

A. 발작기 : 메니에르병 발작기에 준해서 치료한다.
  diazepam 10 mg IM
  metoclopramide 1 Amp IM

B. 급성기 (3일 이내)
  diazepam 10 mg IM
  생리식염수 200~500 mL ┐
  hydrocortisone 100 mg │
  mecobalamin 500 μg   ├ IV
  ATP®120 mg   ┘

C. 아급성기 (약 1주)
  수액 생리식염수 200 mL ┐
  mecobalamin 500 μg   ┘ IV
  〈처방례〉
  difenidol HCl(25 mg) 3정 ┐
  fludiazepam (250 μg) 3정 │
  mecobalamin 250 μg 3정   ├ 3회 분복
  ATP 3.0 g   ┘

생활지도의 포인트

① 어지럼증이 유발되는 두위에서 환자는 상당히 격심한 회전성 어지럼증을 경험하며, 때로는 구토를 일으킨다. 환자는 「움직이면 위험하다」고 생각하게 되는 경우가 많음.

② 「어지럼증은 심하겠지만, 속귀(내이)의 센서가 고장난 것이기 때문에 위험한 어지럼증은 아니다」라고, 병태의 본질을 설명하는 것이 중요하다.

③ 덧붙여서 「어지럼증이 무서워서 침대에 누워만 있으면 낫지 않는다」라고 설명해서, 가벼운 작업이나 직장복귀준비를 권한다.

④ 부유이석치환법(그림 3-15) 등을 시도해 본다.

- a는 간편하며, 리스크도 적다.
- b, c는 어지럼증 전문의에게 맡기는 편이 좋다.

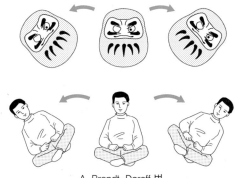

A. Brandt-Daroff 법

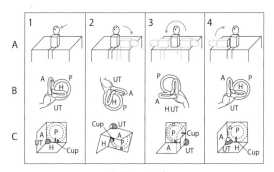

B. Semont 법

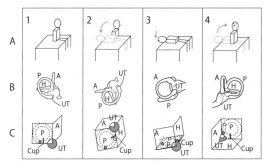

C. Epley 법

그림 3-15. 부유이석치환술

아래에 東邦대학 의료센터에서 시행되는 운동요법을 소개한다.

의사로부터 양성돌발성두위성 어지럼증이라고 진단받으신 분은 다음의 운동요법을
시행하시기 바랍니다.

① 자리에서 일어나 앉기를 천천히 반복합니다.(손을 사용해도 괜찮습니다)

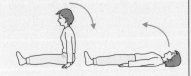

침대나 잠자리에서 누워서 반복합니다. 주위 사
람이 등을 받쳐주면서 운동하면 더 편안합니다.
일어나 앉은 자세에서 2~3초간 그 위치를 유지
합니다.
복근운동이 아니기 때문에 손을 사용해도 괜찮
습니다

② 바닥을 향하는 운동, 천정을 향하는 운동을 전신을 사용해 천천히 반복합니다.(의자
에 앉아서 해도 괜찮습니다)

바닥을 보듯이 머리를 최대한 숙인 자세를 한 호
흡을 유지했다가, 천천히 천정을 향합니다. 다시
그 위치에서 한 호흡 자세를 유지합니다. 이 동작
을 천천히 반복합니다. 어지럼증이 유발되면 어지
럼증이 멈출 때까지 그 머리 자세를 유지합니다.
목만 움직이지 않도록 천천히 전신을 움직입니다.

③ 뒤척이기 운동을 전신으로 천천히 시행합니다.

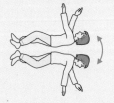

좌우로 누운 자세에서 뒤척이는 운동입니다. 한
쪽으로 돌아누운 자세에서 한 호흡 유지했다가,
천천히 반대쪽으로 향합니다. 이것을 반복합니
다. 절대로 목만 먼저 돌아가지 않도록 합니다.
어지럼증이 유발되면 어지럼증이 멈출 때까지 그
자세를 유지합니다. 어지럼증이 가라 앉으면 천
천히 반복합니다.

【포인트】

- 어지럼증 증상이 반복되는 경우, 1회 운동은 5~6회 반복합니다. 이것을 1시간 간
격으로, 어지럼증이 일어나더라도 무서워하지 말고 열심히 하는 것이 중요합니다.
기분이 좋지 않으면 잠시 쉬었다가, 괜찮아지면 다시 시작합니다.

- ②는 바닥에서든 의자에서든 어디서나 가능합니다. 무릎이 좋지 않은 분은 의자
에서 하시기 바랍니다.

- ②나 ③의 운동은 목만 움직이지 않도록 주의합니다.

- 위 운동들 가운데 가능한 것만 해도 괜찮습니다.
- 어지럼증이 좋아지더라도, 예방하기 위해서 하루에 5회 이상 운동하는 습관을 들입시다. 자기전, 기상전에는 반드시 시행합니다.

【해설 : 운동요법 시행에서 주의할 점】
- 양성발작성두위성 어지럼증 환자들은 대단히 특징적인 어지럼증을 자각합니다.
- 가만히 누워 있거나, 앉아 있으면서 머리를 움직이지 않는 상태에서는 어지럼증이 일어나지 않습니다. 하지만, 일어나려고 할 때나, 잠자리에서 몸을 뒤척일 때, 아래나 위를 쳐다볼 때 머리가 움직이면 어지럼증이 반복됩니다.
- 이렇게 머리를 움직일 때 반복되는 어지럼증으로 인해 머리를 전혀 움직이지 않으려고 하면, 치료가 대단히 어려워집니다. 오히려 어지럼증을 유발하려 여러 차례 머리를 움직이면 빨리 어지럼증에서 해방됩니다. 단, 어린 시절에 차멀미를 잘 일으켰던 분들은 어지럼증 발생시에 구역·구토 증상이 강하기 때문에 어지럼증을 유발하는 것에 두려움이 생겨서 어지럼증 증상이 오래 남고, 증상이 반복됩니다. 구역감의 정도와 속귀(내이) 장애의 정도는 비례하지 않습니다.
- 이 치료법은 양성발작성두위성 어지럼증의 진단이 확실히 내려진 환자분들만 시행하시기 바랍니다. 이 질환은 머리의 움직임이 적은 생활을 하는 분들에게 잘 일어난다고 알려져 있습니다. 운동을 하지 않는 생활(골프, 산책 등은 머리를 움직이지 않는 운동이기 때문에 본 질환에 도움이 되지 않습니다) 좌식생활을 하는 사무직 종사자나, 잘 누워있는 분들에게 재발이 쉽다는 점을 주의하시기 바랍니다.
- 이 체조는 운동이라 부를 정도의 것은 아니지만, 본 질환으로 인한 어지럼증을 반복하고 싶지 않으신 분들은 일상생활에서 반복 훈련을 습관화하시기 바랍니다.
- 운동요법의 기본은 천천히 시행할 것, 그리고 아래를 봤다가, 위를 봤다가, 자리에서 뒤척이는 각 자세(머리 자세)에서 반드시 1~2초간 정지하는 것입니다. 다음 머리 위치로 이동할 때는 반드시 천천히 움직여야 합니다. 빨리 움직인다고 빨리 좋아지는 것이 아닙니다. 특히나 목이나 허리에 통증이 있는 분들은 절대 빨리 서둘러서는 안 됩니다. 또, 허리 통증이 있는 경우에는 체조①은 안 하셔도 됩니다. 누운 자세에서 좌우로 몸을 뒤척이는 체조를 시행할 때 베게가 편하신 분은 사용하셔도 됩니다. 눈을 뜨고 하든, 감고 하든 효과에는 영향이 없습니다. 어지럼증이 반복해서 일어날 때는 체조의 회수를 많이 늘리는 편이 빠른 회복에 도움이 됩니다. 일회성으로 회수를 늘리는 것보다는, 하루 10~20회를 목표로 1회 4~6회로 나눠서 반복하는 편이 효과적입니다. 또한, 3종의 체조를 한 번에 모두 시행할 필

요는 없습니다. 의자에 앉아서는 ②번 체조를, 집에 있을 때는 ②나 ③을 시행하면 됩니다. 어지럼증이 일어나지 않게 된 경우에도, 운동을 계속하는 것이 재발을 예방하는 최선의 방법입니다.

(제공 : 東邦대학 의료센터 사쿠라(佐倉)병원 山本昌彦 교수의 호의에 의함)

● 증례

환자 여성(주부), 66세

현병력

- 20일전에 자다가 눈을 떴더니, 시계방향의 회전성 어지럼증이 생겼다. 구토나 나왔으며, 보행은 불안정했다. 오른쪽을 아래로 할 수 없었다. 걸으면 다소 왼쪽으로 치우쳐졌다고 함. 이명, 난청은 없음.
- 3일만에 침대에서 일어나긴 했으나, 집안일을 하면서 아래위로 머리를 움직이면 서있기 어려웠으며, 초진시에도 증상이 남아있었다.
- 복시(diplopia) 없음, 진전(떨림) 없음, 저림 없음, 구음장애 없음, 실조성보행 없음

과거력

- 20년 전에 유방암 수술. 고혈압. 머리의 외상 – 없음

진찰 소견과 검사결과

- 진찰실로 걸어 들어옴. 문진에 대답 양호. 안면신경마비 (–). 고막소견 – 정상. 청력검사 – 정상. 검사와 영상학적 평가의 결과는 표3-2에 정리했다.
- 기타 갑상선종대경향이 있어, TSH, T3, T4를 체크한 결과, 정상(euthyroid)으로 판명되었다.
- Schellong's test : 양성.
- 투약 및 생활지도로 1.5개월 후에 안진 소실, 증상 경쾌.

표 3-2. 검사결과

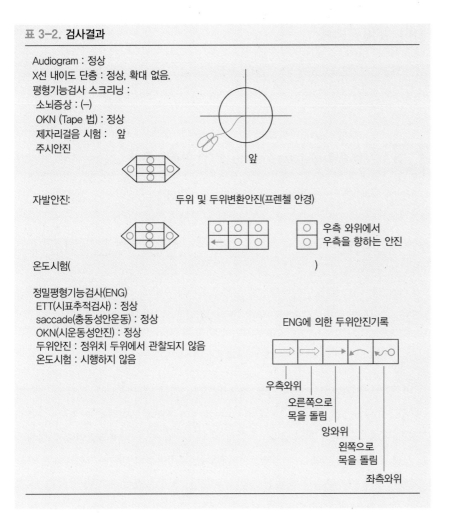

Audiogram : 정상
X선 내이도 단층 : 정상, 확대 없음.
평형기능검사 스크리닝 :
 소뇌증상 : (–)
 OKN (Tape 법) : 정상
 제자리걸음 시험 : 앞
 주시안진

앞

자발안진: 두위 및 두위변환안진(프렌첼 안경)

우측 와위에서
우측을 향하는 안진

온도시험(   )

정밀평형기능검사(ENG)
 ETT(시표추적검사) : 정상
 saccade(충동성안운동) : 정상
 OKN(시운동성안진) : 정상
 두위안진 : 정위치 두위에서 관찰되지 않음
 온도시험 : 시행하지 않음

ENG에 의한 두위안진기록

우측와위

오른쪽으로
목을 돌림

앙와위

왼쪽으로
목을 돌림

좌측와위

메니에르병

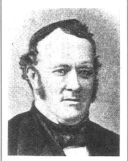

2개의 초상이 있으며, 위 그림은 만년의 것이다.

메니에르병(Ménière's disease)이란 이름의 유래

프랑스 의사 Prosper Ménière가 1861년, 어지럼증은 내이에서 유래한다는 보고를 했다. 그는 갑작스럽게 격심한 어지럼증 발작을 겪고서 청력을 상실한 소녀가 5일 만에 사망에 이른 증례를 부검한 결과, 내이 반고리관에서 혈성삼출물이 관찰되었으나 뇌에서는 어떤 변화도 발견할 수 없었다.(물론 이 증례는 오늘 날 메니에르병이라 부르는 질환은 아니다) 이 경험으로부터 9례의 어지럼증 환자의 상세한 보고를 작성하였으며, 내이에서 유래하는 어지럼증이 있다는 점을 서술했다.

발병원인

매독, 바이러스성 내이염, 백혈병, 때로는 이경화증(耳硬化症)과 같은 기존에 알려진 내림프수종을 제외하고,「특발성 내림프수종」을 메니에르병이라고 정의하는 입장(北原正章 등)에서 보자면, 발병원인은 불명이라고 할 수 밖에 없다. 역학(疫學), 기타 조사로부터 배경원인을 살펴보면, ①유병율은 10만명당 16~38명 정도, ②흑인은 백인에 비해 1/2 정도의 발병율을 보임, ③남성에서는 40대, 여성에서는 30대에 피크가 관찰되는데, 여성에서 더 흔하며, 여성의 사회진출에 동반된 현상으로 고찰되고 있음, ④(일본에서) 지리적으로는 관동이서에 많으며, 동북이북은 적은 경향, ⑤계절과 무관하다고 하지만, 저자의 경험으로는 기압골이 지나는 시기에 발작이 많은 듯함, ⑥가족력, 음주력, 흡연, 소음, 자동차운전력 등과도 무관하다고 여겨짐, ⑦직업적인 면에서는 전문기술직에 많으며 농림업, 단순기능노동직에는 적음, ⑧발작은 야간보다는 기상시, 주간 또는 두뇌육체활동으로 피로한 때에 많음, ⑨정신적, 육체적 스트레스가 유발요인일 가능성이 시사됨이 알려져 있다.

진단기준

증후학적인 기준으로는 후생성 특정질환 「메니에르병 조사연구반」(반장 : 渡辺勳)의 진단기준으로 충분하며, 국제적으로도 인정받고 있다.(표 3-3)

표 3-3. 메니에르병의 임상진단기준

1. 병력에 따른 진단
   ① 어지럼증 : 발작성 회전성 어지럼증(때때로 부유감)을 반복한다.
   ② 이명·난청을 수반함 : 어지럼증 발작에 수반해 변동하는 이명·난청
   ③ 제 Ⅷ 뇌신경 이외의 신경증상은 없음.
   ④ 원인불명 : 원인이 알려진 다른 말초성 어지럼증을 제외.
2. 기능검사를 통한 진단
   ① 청력검사 : 보충현상 양성의 내이성 감음성 난청이면서, 메니에르병에 특징적인 청력의 변동을 확인한다.
   ② 평형기능검사 : 발작시의 안진소견, 간헐기의 규칙성 평형장애, 온도반응 저하 등의 내이장애 소견을 확인한다.
   ③ 신경학적 검사 : 어지럼증에 관련된 제 Ⅷ 뇌신경 이외의 장애는 없음.
   ④ 내림프수종의 추정검사 : 글리세린 시험, electrocochleogram, furosemide 시험에서 양성 소견은 내림프수종의 판정에 도움이 된다.
   ⑤ 기타 이비인후과적 검사, 내과적 검사, 임상검사 등에서 내이장애의 원인이 확인되지 않음
   ⑥ EOAE(evoked otoacoustic emissions) : 내이성 감음성 난청의 판정에 도움이 된다.
3. 영상검사를 통한 배제진단
   현시점에서는 중추성 어지럼증을 배제하기 위해 머리 CT, MRI, 경부 MRA를 시행한다.
   만성기는 물론, 급성기 어지럼증 질환의 진단에도 사용된다.
4. 감별진단
   중추성 어지럼증 질환 이외에 청신경종양, 양측성 진행성 감음성 난청, 어지럼증을 동반한 돌발성 난청, 지연성 내림프수종, 외림프루, 내이매독, neurovascular compression에 의한 어지럼증, 하라다(原田)병 등을 배제한다.

이상의 기능검사, 영상검사는 증례에 따라 선별적으로 시행하거나 감별진단을 위해 사용한다. 확진을 위해 전력을 다한다.

1의 병력에서 ①~④가 존재할 때 메니에르병을 의심. 2의 기능검사에서 ①~③이 있으며, 3의 영상검사, 4의 감별진단에서 배제진단이 이루어지면 메니에르병이 확실하다. 2의 기능검사 ④~⑥은 참고로 한다. 간헐기의 검사에서 병력은 충족되지만, 검사에서 양성소견이 없으면서 부정할 소견도 없는 경우에는 메니에르병이 거의 확실한 것으로 보고 경과를 추적해 확진한다

Column 10

메니에르병의 고통 : 문학, 회화에 표현된 괴로움

메니에르병의 주증상은 오심, 구토를 동반한 격심한 어지럼증 발작과 이명, 난청이다. 이 질환 자체가 메니에르의 발표 후에 생긴 것이 아님은 당연하고, 이전부터 있었던 것임이 분명하다. 예를 들면, 저 로마의 영웅 카이사르(Julius Caesar)도 일설에 의하면 이 질환이었다고 한다. 셰익스피어의 희곡, 『쥴리어스 시저』의 제1막 제2장에서 시저는 왼쪽 귀가 안 들리는 falling sickness(졸도증)를 겪는 것으로 나온다. 『걸리버 여행기』의 작가 스위프트(Jonathan Swift) 역시 이 질환으로 고생했다고 한다.

화가의 경우도 살펴보자. 후기 인상파의 거장으로, 현대 회화에 큰 영향을 준 고흐(Vincent van Gogh, 1853.3.30 ~ 1890.7.29.)는 만년(晩年) 파리에서 남프랑스의 아를(Arles)로 옮겨가, 화가 고갱과 함께 공동생활을 시작했으나 이내 관계가 파탄났으며, 스스로 왼쪽 귀를 자르는 쇼킹한 사건을 일으켜 정신병원에 입원하게 된다. 이후 생레미(Saint Remy)에서도 입퇴원을 반복하다, 최후에는 오베르(Auvers-sur-Oise)에서 권총자살로 생을 마감했다.

그런데, 만년의 고흐는 실은 정신병이 아니라 메니에르병이었을 가능성이 있다는 담대한 추론을 전개한 이가 있었으니, 바로 큐슈의 야쓰다 쿄이치(安田 宏一) 선생이다.(1980년) 그의 주장은 이렇다. 「아마도 고흐를 정신병자로 판단한 것은 아를 근방의 사람이었을 것이다. 후세의 연구가는 고흐가 정신병원에 입원했었다는 점에 선입견이 생겼으며, 그의 병증을 연구한 사람들도 정신과의사들뿐이었다는 점이 정신과질환 외의 다른 질병들이 거론되지 못했던 원인이라고 생각한다.」 어지럼증 증상에 대해서는 「여동생에게 보낸 편지에서 『언제나 빙빙 어지럼증을 느꼈지만』이라고 파리 시절를 회상하고 있다. 남동생 테오에게는 『이번 달 초에 시작된 아래위로 흔들림』이라는 표현이 나오는 편지를 쓰고 있다.」고 하며, 「1888년 6월에 그린 『별이 빛나는 밤』이라는 그림에는 별이 왼쪽에서 오른쪽으로 흐르며, 파도가 감기듯이 돌아가고 있다……이것은 고흐가 메니에르병의 발작 당시에 오른쪽으로 수평-회선 혼합안진을 느끼며 밤하늘을 바라본 인상을 후에 그림에 표현한 것이라고 생각하면 납득이 될 것 같다.」라고 서술한다. 또한 명작 『오베르 교회』 등과 같이 「대지가 흔들리며 움직이는 듯한 느낌의 그림이 몇 작품 있다…… 이것은 이석기관의 장애로 보행시에 안구고정이 불충분한 탓에 외계가 흔들려 보이는 Jumbling 현상의 특징을 보여주는 것이다.」라고 한다. 그리고 고흐가 귓바퀴를 자른 원인에 대해서는 「청각신경이 병적으로 예민해져 소리나 말이 복도에서 메아리쳐 들릴 듯한 기분이 든다」라거나 「파리의 소음은 나에게 너무나 고통스럽다」라는 고흐 자신의 말로 미루어 음향과민이 있는 것으로 볼 수 있으며, 「발작시의 이폐감이나 이명, 소리울림의 불쾌감은 환자에게 때로 견딜 수 없는 것이어서……고갱과의 논쟁으로 메니에르병이 유발되었다고 한다면, 고흐는 당시 귀에 발생한 증상을 참지 못하고 귀를 잘랐을 것이다.」라고 추론했다.

메니에르병의 실체(병태)는 내림프수종(Endolymphatic Hydrops) : 노벨상급의 대발견

메니에르병은 어지럼증을 일으키는 대표적인 내이질환이지만, 그 어지럼증 발작은 꽤나 견디기 힘든 고통이다. 지진이나 화산의 분화처럼, 언제 그 발작이 찾아올지 모른다는 불안감도 환자를 괴롭히는 요소이다. 발작이 찾아올까 두려워, 좋은 날씨에 밖에 외출하지도 못하는 사람마저 있다. 하지만 시간적으로 생각하면, 어지럼증의 발작과 그 후의 불안감은 약 보름 정도로 끝나는 데 반해, 이명, 이폐감, 음향과민, 난청은 지속적으로 환자를 고통스럽게 하기 때문에, 저자의 은사인 키타하라(北原正章, 滋賀의대 명예교수) 선생님께서는 「메니에르병은 이명과 난청의 질환일 뿐이다」라고 하셨다.

저자의 환자 가운데 온화한 성격의 T 부인이란 분이 계신다. 1982년 3월 초, 당시 54세였다. 1980년 1월에 오른쪽 귀에 증상이 발생해 다른 병원에서 수술을 받았지만, 청력은 좋아지지 않았다. 1982년 1월 하순, 이번에는 잘 들리던 왼쪽 귀에 이명과 난청이 시작되었다. 3일 후에는 어지럼증이 엄습해왔다. 같은 해 4월에 저자가 왼쪽 귀에 수술을 시행한 이래, 오늘날까지도 본원을 통원하고 있으며, 매번 환자를 따라오는 남편, 가족과도 잘 알고 지내게 되었다. 경과가 좋아서 안심하고 있었던 차에, 그 남편으로부터 환자는 난청을 두려워해서 자살까지도 생각했던 것 같다는 이야기를 들었다. 과거의 유방암 수술시에는 암 통보도 평온히 받아들였던 그녀가 귀가 안 들리게 된다는 공포로 죽음의 입구까지 갔던 것이다. 진료실에서 보는 것만으로는 환자의 마음 깊은 곳까지 알 수는 없는 것이구나 라는 생각이 새삼 들었다.

1861년 메니에르가 「어지럼증은 내이(內耳)에서 비롯된 것이다」라고 언급하고, 이후 조직검사를 통해 그 실체가 밝혀질 것이라고 한 예측으로부터, 1938년까지 78년간이나 이 병의 본태는 확인되지 않았던 것이다. 이 질환의 병태를 세계에서 최초로 보고한 것은 오사카 제국대학 교수 야마카와 쿄시로(大阪帝国大学, 山川強四郎)였다. 1938년 4월 센다이에서 개최된 일본 이비인후과학회 총회 석상에서였다.(이하)

「메니에르씨 증후를 보인 환자의 유언」

「메니에르씨병, 또는 증후군에서의 병리변화에 대해서는 중추, 청신경 또는 내이에서의 출혈, 충혈 내지 빈혈, 내이압력의 항진 등이 원인이라고 하지만, 자료가 근소(僅少)하여 불명확한 점이 많다. 고(故) 오사카대학 명예교수 오가타 쥬에몬(緒方 十右衛門) 교수는 생전에 본 질환에 이환되었으며, 유언으로 자신의 사망후 청각기관의 부검을 저에게 명하셨습니다. 삼가 그 부검소견을 보고하는 바입니다.」

「병력: ··· 서거 만 2년전, 59세에 최초로 갑작스런 어지럼증, 오심, 구토, 보행장애가 발생하였으나, 하룻밤사이 경쾌해졌다.

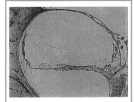

야마카와 쿄시로 교수가 제시한 내림프수종(화살표는 저자의 표시)

코일처럼 말려있는 와우관의 절단면. 가운데를 나누고 있는 것이 기저막이다. 화살표가 가리키는 부풀어 오른 막이 라이스너막(Reissner's membrane)이다. 정상에서는 이 막이 일직선의 사선으로 보인다. 이 삼각형의 공간에 내림프액이 충만해 있고, 그 밖에는 외림프액이 충만해 있다. 사진에서는 내림프강의 압력이 증가되면서 부풀어 올라있으며, 막의 일부는 구겨져 있다.

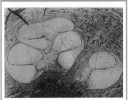

Hallpike가 제시한 내림프수종(화살표는 저자의 표시)
위에서 설명한 바와 같이, 삼각형 형태를 이루어야 할 라이스너막이 화살표와 같이 팽융된 소견이 관찰된다.

12일후 좌측 이명이 발생, 14일후 청력검사에서 좌측에 난청이 있는 것으로 판명되었다.(중략) 발작 10여회 (이하 생략)

병리소견 : 사인은 급성 폐렴

주된 변화는, 1. Reissner 막이 늘어나 있는 소견, (이하 생략). 이상의 소견으로부터 본 환자에서 보였던 난청, 이명, 어지럼증 발작은 내림프강내 압력의 항진에서 기인한다고 사료된다」

어째서 자료가 근소하다고 한 것일까. 생전에 병력으로부터 메니에르병임이 확실히 진단되어야 하며, 더구나 사후 3시간 이내에 해부하여 귀의 뼈(측두골 내측)을 온존히 적출해야 한다는 조건을 충족시키지 못하면 자료가 될 수 없기 때문이다. 오늘날까지도 위의 조건을 만족시키면서, 또한 병리사진까지 합격한 보고는 기껏 80례정도에 불과하다. 저자도 아직 보고할 기회를 얻지 못했다. 이런 관점에서 보자면, 「내림프강의 내압항진」을 발표한 야마카와의 보고는 실로 중대한 발표였다. 하지만 같은 해 가을 10월에 영국에서 Hallpike & Cairns가 같은 내용의 병리논문을 발표하였는데, 불행히도 야마카와의 유럽어 초록은 그 다음해가 되어서야 간행되었기 때문에 일본 밖에서는 Hallpike & Cairns가 최초의 보고자로 알려지게 된 것이다.

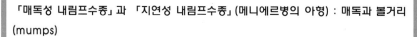

Column 12

「매독성 내림프수종」과 「지연성 내림프수종」(메니에르병의 아형) : 매독과 볼거리 (mumps)

일본에 매독이 전래된 것은 철포(조총)이 전래되기(1543년) 30년 전인 1512년(永正 9년)의 일이다. 매독을 들여온 사람은 외국인이 아니라 동남아시아를 떠돌던 「왜구(倭寇)」였다고 한다.

1966년 Schuknecht는 선천성 매독에서 어지럼증, 난청이 있던 환자의 귀 병리소견으로부터 「매독성 내림프수종」의 존재를 발표했다. 당시 이미 「미로매독」, 「매독성 내이염」이라는 병명이 통설로 자리 잡은 상황에서 의사들은 치료 불가능한 병으로 취급하고 있었다. 약 70%에 달하는 이 환자들은 양측이환 상태로 사태는 대단히 심각했다. 하지만, 이것이 내림프수종의 일종이라고 한다면, 메니에르병에 준한 치료법을 적용할 수 있는 것이다. 즉, 「길이 열리는」 셈이다. 저자 등(北原, 二木)은 1971년~76년까지 교토대학병원에 내원한 29례의 어지럼증, 이명, 난청이 있으며 매독반응 양성인 환자들을 대상으로 furosemide test를 시행하였다. 그 결과, 난청이 먼저 악화된 쪽의 내이에서 68%에서 양성 반응이 나왔다.(잘 들리는 귀에서는 11%) 즉, 「매독성 내림프수종」이라는 환자군을 설정할 수 있었던 것이다. 선천성과 후천성은 별론으로 하고, 이런 환자군에서는 메니에르병과 같은 고통 외에도 혈관매독, 간매독, 신경매독, 매독성안질환, 골관절매독, 치아매독(Hutchinson 치아)과 같은 전신의 변성매독을 짊어지고 있다. 이런 상황에서 의사가 치료를 포기하면 환자는 점점 구제될 길이 없어져 버린다. 치료는 메니에르병에 준한 적절한 치료에 페니실린을 추가하는 것이다. 물론, 때로는 수술도 필요하다. 우리는 이 질환을 치료하는 보람이 있다 라고 지금까지도 호소하고 있으며, 실제로도 상당히 좋은 성적을 보이고 있다.(제4장의 7, 171 페이지 참조)

또 하나의 질환군은 「지연성 내림프수종」이라는 것이다. 주로 어려서 원인불명의 고도난청이 있다가, 몇 년이 지나서 회전성 어지럼증 발작이 찾아오는 병이다. 1978년 Schuknecht는 이 질환에 대한 1례의 수술에서 내림프수종을 확인·보고하였으며, 이 질환군을 「지연성 내림프수종(Delayed Endolymphatic Hydrops)」으로 명명할 것을 제창하였다. 이 논문을 접하지 못했던 같은 해에 저자는 38세의 여성을 집도하였다. 이 환자는 10년전 아이가 볼거리(유행성 이하선염)을 앓으면서, 자기도 전염되어 좌측의 청력을 상실한 병력이 있었다. 그리고 9년이 지나서 격심한 어지럼증이 나타났다. 내림프낭과 그 주변의 고막은 국한성의 염증으로 인해 섬유화되고 딱딱해져 있었다. 10년전 볼거리 바이러스는 와우의 유모세포(hair cell)를 파괴했지만, 동시에 내림프낭 주위에서도 염증을 일으키고 있었다. 그로 인한 내림프낭의 기능부전이 9년이 지나서 내림프수종이 되었다고 추론했던 케이스였다. 저자가 도쿄대학에 부임하고서 30례(6년 8개월의 기간)를 종리한 결과, 원인이 추정가능했던 16례 중에서 무려 8례가 「볼거리」였으며, 물론 가장 많은 원인이었다.(오른쪽 그림) 실로 「끝까지 따라온다」고 봐야 할지. 볼거리는 정소만이 아니라 귀에도 올 수 있는 병인 것이다.

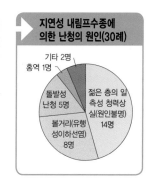

지연성 내림프수종에 의한 난청의 원인(30례)

- 기타 2명
- 홍역 1명
- 돌발성 난청 5명
- 볼거리(유행성이하선염) 8명
- 젊은 층의 일측성 청력상실(원인불명) 14명

분류

- 앞에서 논한 기준으로 확실례에 초점을 맞추면, 어지럼증 발작, 이명, 난청이라는 3 징후를 동시에 만족해야 한다. 하지만 개별 병증은 반드시 그렇지만은 않으며, 시간경과는 다양한 양상을 보인다. 메니에르병 연구반의 조사에 따르면, 3징후가 동시에 나타난 유형은 29%, 와우증상 선행형이 66%였으며, 전정증상 선행형은 5%에 불과했다.

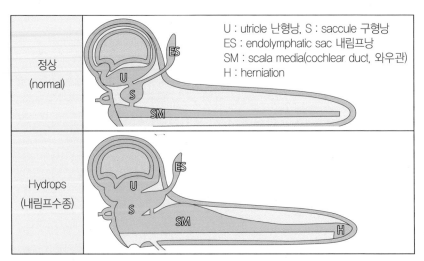

그림 3-16. 내이 절단면

한편, 내림프수종이라는 병리학적인 입장에 초점을 둔 분류도 있다. 예를 들면, Schuknecht에 의하면 ①특발성 내림프수종(메니에르병), ②매독성 내림프수종, ③지연성 내림프수종으로 분류하며, 이경화증성(McCabe), 외림프루(perilymphatic fistula)에 의한 것(野村)도 있다고 한다.

병태

- 병태생리적으로는 내림프수종(endolymphatic hydrops)이다. 이 사실은 1938년 봄, 야마카와 쿄시로(山川强四郎)가 처음으로 세계에 보고한 것이다. 즉, 환측 귀의 와우에 명료한 라이스너막(Reissner's membrane) 팽융 및 구형낭(saccule) 확대가 관찰되었다는 것이다.(그림 3-17) 같은 해 가을 Hallpike와 Cairns 역시 와우 라이스너막의 팽융 및 apical turn (of cochlea)의 herniation, 내림프낭 주위의 섬유화 소견을 보고하였다. 오늘날까지 80여례의 보고에 불과하지만, 이는 사망직후 측두골을 고정해야만 하는 곤란함으로 인한 것이다.
- 내림프액의 흐름에 관해서는, 1927년 Guild가 '내림프의 종적 흐름(longitudinal theory)' 가설을 발표하였다. 즉, 와우의 apical turn에서 기저부로 흘러, 구형낭에서 내림프관을 통해 내림프낭에 도달한다는 것이다.
- 내림프강의 「수종(hydrops)」이 발생하기 위해서는, ①내림프의 과잉 생산, ②

내림프의 흡수장애가 단독으로 또는 동시에 일어나는 것으로 생각되지만, 아직 확실한 증거는 없다. 다만, 흡수를 담당하는 내림프낭의 섬유화로 인한 기능부전이 가장 유력한 원인의 하나이다.

- 간헐기에도 내림프 수종이 있을 텐데, 그러면 「어지럼증 발작」은 왜 일어나는가. 여기에 대해서 가장 가능성이 높다고 여겨지는 메커니즘은 Schuknecht의 파열설(Rupture theory)이다. 라이스너막이나 구형낭막이 신전을 견디지 못하고 파열되면, 칼륨(potassium)이 풍부한 내림프액이 외림프강으로 유출되면서 신경세포의 이상흥분을 일으키기 때문이라는 설명이다.(그림 3-18) 단, 이를 뒷받침하는 조직소견은 미발표된 상태이다.

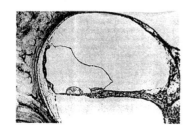

그림 3-17. **내림프수종**(山川强四郎의 증례)

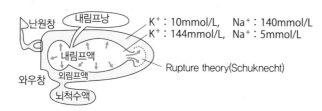

그림 3-18. **내림프수종과 Rupture theory**
외림프액은 와우수관에서 뇌척수액과 연결되며, 내림프액은 전정수도(내림프관)을 통해 내림프낭에서 흡수된다. 와우관내압 항진으로 파열이 발생하면 내·외림프액이 섞이면서 발작이 일어나는 것이라 한다.(Schuhknecht)

메니에르병의 검사 (내림프수종의 검사)

1. 글리세린 테스트

- 표 3-4는 「내림프수종을 추정(screening)하기 위한 검사 안내」(후생노동성 특정질환 전정기능이상조사연구반, 반장:北原正章, 1988년)의 글리세린 테스트 부분을 발췌한 것이다.

- 실제로는 오전 금식을 확인한 후, 현재 이명의 정도를 기억하도록 지시하고 표준 순음청력검사를 시행한다. 그리고 규정량의 글리세린을 단번에 마시게 한다. 1시간쯤 지나면 피검자가 두통을 호소하므로, 환자를 잠깐 누워있게 하는 경우도 있다. 간혹 구토를 해버리는 환자도 있지만, 추가 복용은 시키지 않는다.
- 2시간 40분~3시간 후에 다시 Audiogram을 시행하며, 이 때 검사자가 동일해야 한다. 왜냐하면, 평균 5.0 dB의 변동을 '양성의심'으로 간주하기 때문에 검사자가 달라서는 의미가 없어지기 때문이다.(그림 3-19) 챠트에는 ①소변량, ②이명의 변동, ③Audiogram, ④판정의 순서로 기재한다.
- 이명은 판정에 직접적으로 사용되지는 않지만, 45%(n=51)에서 감소가 관찰되었다. 청력변동의 양성의심인 경우 등에서 참고가 될 만한 기준이다.

표 3-4. 내림프수종을 추정하는 검사 안내

「글리세린 테스트」

방법 : 피검자에게 미리 금식을 지시한다. 순음청력검사 직후에 1.3 g/kg의 글리세린에 동량의 생리식염 수를 첨가해 복용시킨다. 3시간 안정(누워서) 후, 다시 순음청력검사를 시행한다. 검사자를 동일 하게 하는 것이 바람직하다.

판정 : 두 번째 검사에서 2개 이상의 주파수에서 역치가 10 dB이상 개선이 있는 경우에 본 검사의 양성 으로 판정한다. 3주파수(250, 500, 1,000 Hz)에서 평균 5.0 dB, 1주파수에서 10 dB이상 개선이 있는 경우에는 양성의심으로 판정한다.

금기 : 급성경막하·외혈종이 예상되는 환자, 고도의 당뇨병 환자, 혈압변동이 심한 환자, 신부전자 등

의의 : 본 검사에서 양성이라는 것은 변동하는 난청임을 시사하는 것으로, 메니에르병 진단기준 제2항 (「이명·난청 등의 와우증상이 반복」)이 애매한 경우, 이를 보충한다. 본 검사는 메니에르병, 매독 성 내이염으로 인한 수종의 존재가 의심되는 질환군의 45~55%에서 양성을 보이지만, 수종의 존 재가 고려되지 않는 질환군에서는 양성으로 나오지 않는다. 따라서 본 검사에서 양성이라면, 내 림프 수종의 존재를 강력히 시사하는 것이다. 하지만 청신경종양에서도 양성을 보인다는 보고 가 있다.

비고 : 글린세린 정맥주사 등을 사용하는 방법도 있지만, 성적은 거의 동등하다.

(후생노동성 특정질환 전정기능이상조사연구반, 1988년)

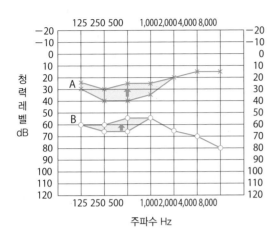

그림 3-9. 글리세린 테스트
A : 양성, B : 양성의심

표 3-5. 내림프수종을 추정하는 검사 안내

「furosemide 테스트」

방법 : 평균 750 ml의 이뇨를 하게 되므로 금식은 불필요하다. 30℃(또는 44℃) 50 mL. 20초의 온도자극을 양측 귀에 시행한다. 온도안진 완서상의 최대속도를 측정한다. 이어서 furosemide 20 mg을 정맥주사하고, 1시간 후에 다시 같은 검사를 반복한다.

판정 : 1시간 후 온도안진 완서상의 속도가 이뇨제 정맥주사 이후 10%이상 증가하는 경우, 본 검사의 양성으로 판정한다.

금기 : aminoglycoside 항생제를 투여중인 환자, 및 기타 글리세린 테스트의 금기자에 준함.

의의 : 본 검사는 메니에르병, 지연성 내림프수종, 매독성 내이염으로 인한 수종의 존재가 의심되는 질환군의 50~90%에서 양성을 보이며, 내림프수종을 시사한다. 하지만 수종의 존재가 고려되지 않는 질환군에서도 6% 이하의 비율로 양성례가 있다.

비고 : furosemide 투여전후의 반응을 회전검사나 VOR 검사로 확인하는 방법도 있지만, 성적은 거의 동등하다.

(후생노동성 특정질환 전정기능이상조사연구반, 1988년)

2. furosemide 테스트

• 표 3-5를 참조. 챠트의 기재는 ①소변량, ②이명의 변화, ③좌우 온도안진 완서상(slow phase)의 검사전후 최대속도 수치와 그 증감의 퍼센트를 기재한다.

• 본 검사와 글리세린 테스트의 유래는 「Column ⑭」를 참조할 것.

Column 14

내림프수종의 존재를 시사하는 「탈수시험」 : 글리세린 테스트와 furosemide 테스트

메니에르병 증상의 메커니즘은 여전히 수수께끼에 싸여있다고 할 수 있다. 하지만 80여례의 부검소견에서 막이 부풀어 올라있다는 사실을 바탕으로, 연구자들은 사전에 진단학적으로 내림프수종의 존재를 추정할 수단이 없을까 고민했다. 확실히, 저음장애형의 내이성난청, 전정반응(caloric test)의 저하, 음향과민, 중추소견이 없음, 영상학적으로 이상이 없음 등의 내림프수종을 추정할 만한 증상/징후는 있다. 하지만, 이런 것들은 모두 방증(傍證) 또는 「상황증거」의 류(類)일 뿐, 확증은 아니다. 그렇다고 확증을 얻기 위해 「사후(死後) 3시간 전후라는 해부의 챤스를 기다리는 수 밖에 없다!」라는 것도 곤란하다. 그래서 연구자들은 추정의 실마리라도 좋다며 필사적으로 달려든 것이다.

1988년에 스웨덴 웁살라대학을 정년퇴임한 Klockhoff와 Lindblom은 꽤나 머리가 좋은 사람들이었다. 그들은 1966년 관장약으로, 또는 입이 건조할 때 사용하던 달콤한 글리세린을 사용하는 검사법(글리세린 테스트)를 발표하였다. 글리세린을 먹으면, 위에서 혈중으로 글리세린이 이동하며 혈액의 삼투압이 높아진다. 이 삼투압을 낮추기 위해 신체의 물이 혈액중으로 모여들게 된다. 그리고 과잉한 수분은 소변으로 배설되는 것이다. 이것을 「삼투성 이뇨(osmotic diuresis)」라고 하며, 뇌척수액이나 눈의 방수와 같이 「물이 모이는 곳(세포외액강)」의 물을 혈중으로 당겨내기 때문에 두개내압이나 안압을 낮추기 위해 이 글리세린을 이용한다는 사실은 이미 알려져 있었다.

그들의 대단한 점은 「그렇다면, 내림프강도 물이 모이는 곳이니까 글리세린으로 압력을 낮추면 뭔가 반응이 있지 않을까」고 생각한 점이다. 그래서 체중 1kg 당 1.5g의 글리세린과 동량의 식염수, 레몬즙을 공복시에 복용하게 하고, 3시간 후에 청력검사를 했더니 저음부 청력이 개선되는 것을 확인할 수 있었다. 즉, 와우의 수압이 높아서 억눌렸던 청력이 압력 감소로 개선되었다고 판단할 수 있는 것이다. 역으로 「좋아졌다는 말은 압력이 높았다는 것이다.」라고 주장할 수 있는 셈이다. (아래 그림) 글리세린은 저급 알코올이기 때문에 인체에 투여하면 알코올성 두위안진이 일어나 버린다. 그래서 전정반응의 변화는 볼 수 없으며, 난청이 심한 예에서는 반응도 둔하지만, 당시 저자 등은 어쨌든 「이거야!」라는 느낌으로 후속연구를 했었다.

그런데, 곤란하게도 글리세린을 복용하고 1시간쯤 지나면 10명중 9명은 심한 두통을 호소한다. 머릿속의 압력이 낮아지기 때문이다. 그래서 글리세린 투여량을 체중 1kg 당 1.3g으로 일본인에 맞게 감량했더니 두통의 호소는 10명에 3명으로 줄어들었다. 하지만 여전히 검사시간이 3시간이나 걸리고, 전정반응을 살필 수 없으며 고도난청에서 청력변화를 확인하기 어렵다는 문제가 있었다. 주사나 다른 방법을 사용해 단시간에 할 수 있는 검사법이 없을까 하고 저자들(二木·北原)이 고민하던 즈음, 독일 Hoechst사(社)에서 furosemide(Lasix®)라는 이뇨제 주사가 출시되었다. 즉시 이 주사제를 이용한 시험에 착수해 40분~1시간 후에 청력변화를 검사했지만, 어떤 반응도 없었다. 하지만 귀에 물을 주입하는 전정반응검사를 해봤더니, 예상치도 않게 반응이 상승되는 것이었다! 저자들은 이것을 「furosemide 테스트」라고 1971년에 발표했으며, 현재는 교과서에 실릴 정도로 popular한 검사가 되었다.

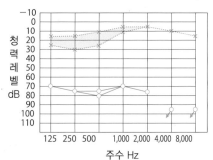

글리세린 테스트의 청력도
(···×··· : 좌측 청력 /─○─ : 우측 청력)
가로축은 125 Hz의 저음(低音)에서부터 1 옥타브씩 올라가 8,000 Hz의 고음(高音)이 된다.
가로축은 0 dB에서부터 10 dB씩 올라간다. 즉, 그래프가 위로 올라갈수록 난청인 셈이다.
화살표는 이 테스트의 결과, 좌측 귀의 저음역에서 청력이 개선되었음을 시사한다.

신경학자인 척 으스대면서 희귀한 안구운동에 정성을 쏟기보다는, 눈 앞의 메니에르 환자를 돕자("Turn Back to the Ear")라는 신념으로 불타오르던 저자들에게 당시의 학회 분위기는 차가웠고, 발표 순서는 언제나 제일 끝의 「잡(雜, miscellaneous)」그룹으로 매겨졌다. 실로 「소변을 측정해서 어지럼증을 알 수 있다니」라는 분위기였다. 참고로 이 furosemide test는 1975년 Bárány 학회에서 영문으로 발표되었으며, 저자는 이 논문으로 교토대학에서 의학박사를 수여받았다.

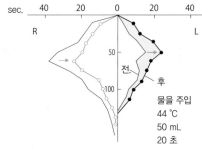

Furosemide 테스트에 의한 온도반응
furosemide 주사전후로 온도시험(44℃, 50 mL, 20초간 물을 주입)에 대한 반응. 가로축은 안진의 완서상(slow phase)의 속도, 세로축은 물을 주입한 후의 시간(초). 왼쪽 귀(L)에서의 반응은 이뇨에 의한 탈수후(─●─)에 호전되었다.

> **약물요법**

- 병태는 내림프수종이지만, 그 원인이 아직 명확하지 않으므로 치료법도 여러 가지 가설을 근거로 다양하다. 현재 ①내림프수종의 예방, ②내림프수종의 경감, ③내림프수종에 의한 손상의 개선·고통의 경감이라는 세 가지 입장을 검토하기로 한다.

- ①에 관해서 논하자면, 내이의 산소결핍은 혈관경련에 의한 것으로 혈관조 (stria vascularis)에서의 내림프 과잉생산으로 이어진다.(longitunidal flow theory) 추골동맥 영역의 혈류를 개선하는 약물들은 대부분 위의 ③번에 대한 치료 목적으로도 많이 사용된다. 또한, 자율신경 약제, 항히스타민제도 이런 목적으로 사용된다. 7% 중탄산염(bicarbonate) 정맥주사도 산증을 개선함으로써 혈류를 촉진하는 것으로 여겨지고 있다.

- ②「내림프수종의 경감」에 대해서는, 세포외액의 출입을 조절하는 스테로이드(hydrocortisone)가 있으며, 또한 furosemide나 isosorbide와 같은 이뇨제도 도움이 된다. 양쪽을 병용하기도 한다.

- ③에 대해서는 기타 어지럼증에 대한 약물들 외에, 신경용 비타민(vit B12 등), ATP 등의 대사약물을 사용할 수 있다. minor tranquilizer(안정제)를 사용한 차단법도 있다.

- 그 밖에 배경인자에 대한 약물-예를 들면, 항우울제-을 투여할 수도 있다. 한편, 메니에르병에는 병기(病期)가 있다. 크게 「발작기」 「급성기」 「아급성기」 「간헐기」의 4가지로 나눌 수 있다.

1. 발작기

- 발작 중이거나 직후에는 대부분 가까운 내과나 응급실에서 진료를 받는 경우가 많으며, 이비인후과 전문의를 찾지 않는 경우가 많다.

- 심한 어지럼증 발작과 함께 환측을 향하는 안진이 육안으로도 관찰가능하며, 이명, 난청도 항진된다. 구토를 동반하는 경우가 많다.

- 어지럼증에 대해서는 diazepam과 같은 진정제를, 구토에 대해서는 meto-clopramide를 근육주사한다. 탈수, 산증에 대해서는 중탄산염(7% $NaHCO_3$)를 40~100mL 정맥주사하거나, 수액을 보충한다. 발작기에는 경구제를 복용

하기 어렵다.

2. 급성기

- 발작이 가라앉고 3~7일간을 말한다. 길게는 14일까지 지속된다.
- 빙빙 돌 정도는 아니지만, 평형불안정감을 느끼는 시기이다. 무엇보다 「돌발성 난청」에 준하여 난청·이명의 개선을 시도해야 하는 시기이다.
- 입원을 원칙으로 하며, 스테로이드(hydrocortisone 200 → 50 mg 서서히 감량), mecobalamin 500 μg, ATP 120 mg등의 약제를 정맥주사한다.

3. 아급성기

- 평형불안정 상태가 가라앉고, 청력이 개선되기 시작해 이명이 가라앉기까지의 시기를 말한다. 발작의 재발이 없다면, 약 3개월간의 경과가 된다. medical decompression(감압요법)이 가장 중요한 시기이다.

예를 들면, 다음과 같은 처방으로 시작해 prednisone을 1~2주에 걸쳐 5 mg씩 줄여 나간다.

〈처방례〉		
1. furosemide (40 mg)	1정 아침식사 전	
2. prednisone (5 mg)	3정	
betahistine	3정	3회 분복 식후
mecobalamin 500 μg	3정	

- 이어서

〈처방례〉	3. isosorbide 90 mL 3회 분복 식후

를 계속 투여한다. 스테로이드가 효과적이라면, tapering 기간을 줄이고 3번으로 진행해도 좋다. isosorbide는 메니에르병을 대상으로 한 이중맹검 시험에서 유효함이 입증되었다.

4. 간헐기

- 이 시기는 앞에서 나왔던 내림프수종의 ① 예방, ③ 손상 개선·고통 경감을 주된 목적으로 한다. 또한 동시에 생활지도도 필요한 시기이다.
- 따라서 일반적인 어지럼증 약물이 중심이 된다. 이중맹검에서 유효성을 인정

받은 것으로는 betahistine, diphenidol, Isomenyl®(dl-Isoprenaline Hydrochloride) 등이 있다. 기타 뇌순환개선제도 마찬가지라고 생각해도 지장이 없다. 추가적으로 minor tranquilizer를 사용하거나, 비타민 B 복합제, mecobalamin, Vit. E, ATP 등을 사용하는 경우도 있다.

- 기립성 조절장애(자율신경계 이상으로 인한 기립성 현기증, orthostatic dysregulation : OD)경향이 있는 환자에서는 sulpiride나 dihydroergot- amine, 우울 경향인 사람에서는 삼환계 항우울제나 fluvoxamine을, 불면증 환자에게는 수면제를 처방하는 경우도 있다.
- 그 밖에도 환자들이 두려워하는 급성 발작에 대해서는, 다음과 같은 경구약을 필요에 따라(prn)으로 복용하도록 하면 좋다.

| 〈처방례〉 | medazepam(5 mg) 2정 | ⎤ PO PRN |
| | metoclopramide 2정 | ⎦ |

5. isosorbide에 대하여

삽투압 이뇨제인 isosorbide는 글리세린 테스트에서 힌트를 얻어 도입된 약으로, 北原正章 교수가 책임자가 되어 시행한 전국적인 이중맹검에서 메니에르병에 유효한 것으로 입증된 최초의 약제이다. isosorbide는 당류의 일종인 sorbitol을 탈수시켜 얻어진 성분으로, 체내에서는 대사되지 않는 특징이 있다. 부작용은 소화불량 정도에 불과해서 장기 복용도 가능하다.

[사용의 요령]

① 일단 「맛이 안 좋다」는 점을 알려준다.
② 냉장고에 차게 해두면 복용하기 쉽다.
③ 먹기가 힘들다면, 자몽 쥬스나 사과 쥬스 등에 섞어 마시도록 권장한다.
④ (회사에 가져가기 어려운) 직장인에게는

| 〈처방례〉 | isosorbide 80 ml 2회 분복(아침-저녁 식후) |

⑤ 때때로 속쓰림을 호소하는 환자에세는

| 〈처방례〉 | teprenone (50 mg) | 2정 2회 | ⎤ 분복(아침-저녁 식후) |
| | 제산제(aluminium, MgO 등) | 2정/포 | ⎦ |

⑥ 출장, 여행을 떠나는 환자에게는

〈처방례〉	furosemide 20–40 mg	1정	오전 식전
	K–L–aspartate	2정	

최근에는 복용하기 쉽게 나온 젤리형태의 제품(MENILET®)이나 20 mL 스틱 포장도 있다.

➡️ 스테로이드 투여를 고려할 때

- 내림프강은 신경이 담긴 상자에 해당하며, 혈청이나 뇌척수액과 같은 세포외액보다 10배나 칼륨의 농도가 높은 내림프액이라는 액체로 채워져 있다. 그 수압이 높아지면 메니에르병이 발병하기 때문에, 그 액체가 어디에서 만들어져서 어디로 흡수되는지는 발병기전을 고려하는 데 중요한 문제가 된다.

- 하지만 이는 결국, 수분과 염분의 밸런스가 깨어진 것이므로 ①수분섭취 제한, ②염분 제한, 또는 ③이뇨제를 사용해 내이의 부종을 줄인다 라는 치료법을 고려할 수 있다. 기타 세포외액의 수분 밸런스에 관여하는 메커니즘으로는, 가령 ①급성 수양성 비루와 같은 알레르기 반응이나, ②관절에 물이 차는 면역이상을 고려할 수 있다.

- 강력한 항(抗)알레르기, 면역억제 작용을 갖고 있는 대표적인 약제로 부신피질 호르몬, 소위 스테로이드를 들 수 있다. 스테로이드에도 여러 종류가 있어서 그 작용에 대해 상세히 다룬다면 두꺼운 책 한 권으로도 모자랄 테지만, 공통적인 작용기전(메커니즘)은 표적세포 안으로 들어간 후에 생물학적 활성을 보인다는 점이다. 결과적으로 ①호중구나 대식세포(macro-phage)에 작용해 염증/알레르기 반응을 일으키는 여러 물질의 분비를 억제하며, ②T-cell, B-cell의 림프구에 작용하여 세포성 및 체액성 면역을 억제하는 작용을 한다.

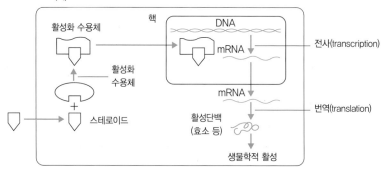

Column 15

스테로이드의 평판(評判)

스테로이드의 공통적인 메커니즘
표적세포내로 진입한 스테로이드는 수용체와 결합하고, 활성화 수용체를 이루어 핵내로 들어
간다. 여기서 mRNA를 활성화하여, 세포내에 「생물학적 활성」이라는 에너지를 만들어 낸다.

스테로이드는 강력한 항(抗)알레르기, 면역억제 작용을 지닌 약이다. 항히스타민제와 공통
적인 기전은 표적세포내로 들어가서, 위 그림과 같은 경로를 거쳐 생물학적인 활성을 일으킨
다는 점이다.

메니에르병에 대해 스테로이드를 최초로 투여한 사람은 Emanielle Hauser 여사(女史)로,
「메니에르병이 알레르기 반응일 것」이라는 믿음에서 1959년 2명의 환자에게 dexametha-
sone을 투여한 것이 그 시작이었다. 그 중 한 환자는 양쪽 귀가 안 들리는 상태에다. 심전도
도 좋지 않고, 당시의 모든 치료법이 효과가 없어 병상에서 누워만 있던 64세 의사였다. 이
환자에게 스테로이드를 투여했더니, 24시간 이내에 「극적(劇的)」인 증세호전이 있었으며 심
전도까지 좋아졌다고 한다. 또 1명은 오른쪽 귀가 좋지 않은 34세 여성에게 투여한 예로, 역
시나 「극적」인 효과를 보았다고 한다. 하지만 「극적」인 효과에도 불구하고 이후 후속 연구는
찾아보기 어렵다. 4년 후에 4 증례에 사용한 결과, 효과가 있었다는 일본의 보고(平田正五:
耳鼻臨床 56:6-11, 1963)가 있는 정도이다.

그렇다면, 오늘날 전문의의 약 50%가 스테로이드를 사용하게 된 계기는 무엇일까. 1979년
미국의 Brian McCabe가 「autoimmune sensorineural hearing loss」라는 면역이상에 의한 난
청이라는 질환분류를 제창하면서, 이 질환에 대해 스테로이드가 효과적이라고 발표하였다.
이를 계기로, 이후 10년간 저자를 비롯한 여러 학자들에 의해 메니에르병 역시 유사한 기전에
의해 발병함을 시사하는 논문이 전세계에서 발표되었다. 영국의 Brooks(1986년)는 메니에르
병의 메커니즘에 제 III 형 알레르기 반응이 관여하고 있다는 가설을 제안하였다.(아래 그림)

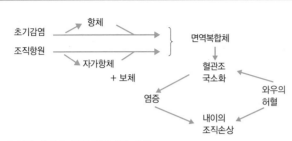

Brooks에 의한 메니에르병의 발병기전 가설

외부에서 침입한 세균이나 바이러스(초기감염), 체내의 조직이 파괴되며 만들어진 조직항원에 의해 혈중에 면역복합체가 유출된다. 이 면역복합체가 와우의 혈관조에 침착(국소화)하여 혈관을 막거나, 그 근방의 염증을 유발함으로써 내이에 손상을 일으키며, 이 과정이 반복되면서 내림프수종이 발생한다는 가설을 제시하였다.

수술요법

1. 수술적 접근의 개략

- 보존적 치료에 저항성을 보이면서, 어지럼증이 빈발하거나 양측성 이환이 의심되는 증례에서는 막연히 보존적인 치료를 계속하며 청력 악화의 위험성을 감수하기보다는 수술적 요법을 고려해야 한다.

- 수술법에 대해서는 여러 사람들이 다양한 방법을 고안하였지만, 크게 4 종류로 분류할 수 있다. [①내이에서 시작되는 제 VIII 신경섬유를 전부 또는 일부 절단하는 neurectomy, ②막미로내용물을 직·간접적으로 파괴 또는 제거하는 labyrinthectomy, ③내림프강의 어딘가에 shunt나 decompression을 조설하는 내림프감압술(endolymphatic shunt operation, decompression), ④두부(頭部) 교감신경(Passe)나 고삭신경총(Rosen)의 sympathicotomy] (그림 3-20)

- ①이나 ②는 청력을 악화시키거나, 탈락증상으로 평생 고생할 수도 있어서 양측성 이환이 28%에 달하는 메니에르병의 치료로는 적용하기 어렵다. 또한 ④는 너무나 간접적인 치료법이다. 와우에서 멀리 떨어진 부위를 수술함으로써 청력을 보존할 수 있고, hydrops를 감압함으로써 질환의 원인에 대응하는 ③내림프감압술이 가장 reasonable한 치료법이라 할 것이다.

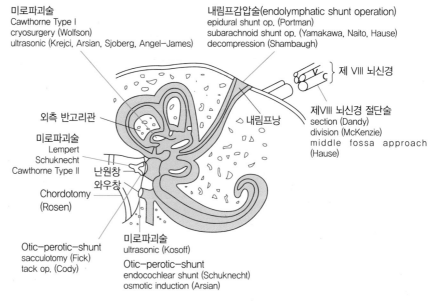

미로파괴술
Cawthorne Type I
cryosurgery (Wolfson)
ultrasonic (Krejci, Arsian, Sjoberg, Angel-James)

내림프감압술(endolymphatic shunt operation)
epidural shunt op. (Portman)
subarachnoid shunt op. (Yamakawa, Naito, Hause)
decompression (Shambaugh)

제 VIII 뇌신경

외측 반고리관

미로파괴술
Lempert
Schuknecht
Cawthorne Type II

내림프낭

제VIII 뇌신경 절단술
section (Dandy)
division (McKenzie)
middle fossa approach
(Hause)

난원창
와우창

Chordotomy
(Rosen)

Otic-perotic-shunt
sacculotomy (Fick)
tack op. (Cody)

미로파괴술
ultrasonic (Kosoff)

Otic-perotic-shunt
endocochlear shunt (Schuknecht)
osmotic induction (Arsian)

그림 3-20. 메니에르병에 대한 수술적 접근법

2. 내림프낭외벽반전술(Kitahara-Futaki)과 그 성적

- Portmann의 원래 수술법이 널리 보급되지 않았으며, 여러 변형 술식(sub-arachnoid shunt)이 개발되었던 것은 재폐쇄의 위험이 남아있었기 때문이라고 사료된다. 이 결점을 극복하기 위해 고안된 「내림프낭외벽반전술」의 요점은 다음의 3가지이다.

- ①내림프낭의 외벽을 가급적 operculum 부근에서 깊게, 또한 sigmoid sinus 부근의 sac base까지 직시하에 위치시킨 다음, 각막수술용 메스를 이용해 L자형으로 절개함, ②이 L자형으로 절개한 외벽 flap을 반전시켜, 내림프낭 뒤쪽 경계로 이어지는 골(骨)아래로 삽입, ③그리고 2~3중의 gelatin-film strip을 operculum을 향해 삽입하는 것이다. (그림 3-21) 이 gela-tin-film은 Arenberg의 valve나 Shea의 실리콘과는 달리(column ⑰참조) 「이물반응」을 일으키지 않고 3~4개월 지나 흡수될 때까지 유착폐쇄를 방지한다. 재수술로 개방한 1례의 경험을 바탕으로 보자면, 이 gelatin-film의 형태에 상응되는 새로운 공간이 만들어졌으므로 sac의 재건이라고도 생각된다.

3. 내림프낭 vein graft drainage (정맥판드레인법) (Futaki-Nomura)

- Guild의 longitunidal flow theory를 바탕으로 내림프낭을 흡수장치라고 생각하면, 그 혈관계의 문제도 고려하지 않을 수 없다. 이 혈류가 내이동맥 계통과는 별개라는 점은 흥미롭다. 즉, 후뇌경막동맥(A. meningica posterior)의 분지로부터 supply 받으며 sigmoid sinus로 진입한다.

- 외벽반전법에서 gelatin-film을 삽입하여 그에 상당한 공간이 새로 생기면, 혈관계 역시 그 공간에 따라 재생될지도 모르지만, sac의 세로방향으로 주행하는 세밀한 혈관을 횡으로 절단해 버리게 된다. 흡수기능의 관점에서 보자면, fibrosis가 심해지더라도 이 혈관들을 남기는 편이 바람직할 것이다. 그래서 고안한 방법이 본 술식이다.(그림 3-22)

- ①우선 내림프낭 위쪽 경계에 종절개만을 가한다. ②별도로 발등에서 vein graft를 채취·준비한다. 이 때 gelatin-film을 2매 겹쳐 core로 만들어 ①의 절개구에 삽입한다. ③이 vein과 외벽을 9호 테플론사(絲)로 2 바늘 봉합 고정한다.

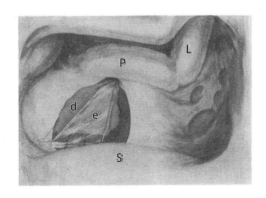

그림 3-21. 내림프낭외벽반전술(Kitahara-Futaki)
우측 수술도. 귀 뒤쪽의 피부를 절개, 유양봉소 부위를 드릴로 갈아내고, 귀 뒤쪽에 공간을 만든 상태. 그림 오른쪽은 머리쪽, 왼쪽은 발쪽이다. 위쪽은 코쪽, 아래쪽은 후두부이다. P와 L은 반고리관의 딱딱한 골벽(骨壁). S는 S상 정맥동으로, 머리에서의 정맥혈이 목으로 지나가는 뼈로 이루어진 터널이다. P와 S 사이를 후두개와라고 부르며, 그 아래에 소뇌가 위치한다. 그림은 이곳을 얇게 갈아내서 내림프낭(e)을 노출시키고, 그 외벽을 반전시킨 후 젤라틴 필름을 삽입한 상태.(L: 외측반고리관, P:후반고리관, S:S상정맥동, d:뇌경막, e:내림프낭)
(Kitahara M, Futaki T, Morimoto M : Epidural operation for Meniere's disease. IJ Equilibrium Res 4:48-51, 1974에서 인용)

- 이 방법은 shunt-drainage의 핵심을 유지하면서, 흡수에 관해서는 본래의 혈관계를 보존할 수 있다는 이점이 예상된다. 저자는 20례에 본 수술을 적용하여, 외벽반전술과 거의 동등하게 양호한 성적을 얻었다.

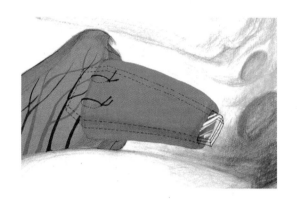

그림 3-22. 내림프낭 vein graft drainage (Futaki-Nomura)
(Futaki T, Nomura Y : Vein graft drainage of the endolymphatic sac in patient with Meniere's disease—a preliminary report. Amer J Otolaryngol 9 : 476-480, 1988에서 인용)

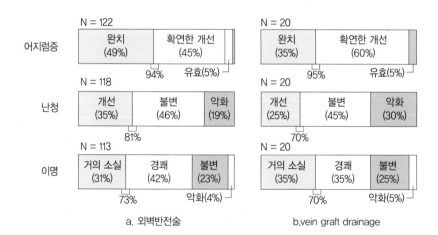

그림 3-23. 도쿄(東京)대학에서 시행한 두 내림프낭수술의 성적
(二木 隆 : めまいの医学. p.182, 中央書院, 1990에서 인용)

4. 성적

A. AAO-HNS의 기준 : 24개월 이상

- 도쿄대학에서 수술후 2년 이상 추적관찰한 142례의 성적을 AAO-HNS의 기

준으로 정리하였다.(그림 3-23) 어지럼증 발작으로부터의 해방율 90% 이상이라는 점은 차치하고, 난청 항목의 81%, 70%라는 수치에 주목하기 바란다

- 메니에르병의 청력을 방치하게 되면, 변동을 계속하다가 점차 악화되어 갈 데까지 가버린다. 키타하라 마사아키(北原正章) 교수가 언급한 바와 같이, 메니에르병은 난청의 병이다. 수술을 통해 난청의 진행을 70~80% 확률로 방어할 수 있었던 셈이 된다.

- 게다가 치료가 불가능하다고 여겨졌던 이명조차도 70%의 확률로 경감되었다. 파괴수술에서는 도저히 도달할 수 없는 결과라 하겠다.

B. 장기관찰례(평균 23년)

- 그림 3-24에 장기관찰례의 결과를 도시하였다. 대상은 저자가 1980년부터 1990년까지 도쿄대학에서 수술한 142례의 난치성 메니에르병 환자들 중, 1990년 5월 개원 이래 2010년까지 본원에 통원가료를 받은 9명이다.

- 추적(가료) 기간은 9~30년, 평균 23년으로 남성 5례, 여성 4례. 수술평균연령은 14(delayed endolymphatic hydrops) ~ 60세, 평균 44세였다.

- 술식은 내림프낭외벽반전술(Kitahara-Futaki) 5례, 내림프낭 vein graft drainage법(Futaki-Nomura) 4례였다.

- 어지럼증이 효과 저명 55%, 유효 45%. 난청의 개선 또는 불변 67%, 악화 33% 였다.

- 이상의 결과를 바탕으로 평가하자면, 어지럼증의 경쾌·개선은 물론, 보존적 치료로는 진행할 운명에 처한 난청의 악화 역시 1/3로 줄일 수 있었다.

- 따라서 내림프낭개방술은 신경절단술이나 부분파괴술에 비해 안전하면서도 효과적인(safe & effective) 치료라고 결론지을 수 있다.

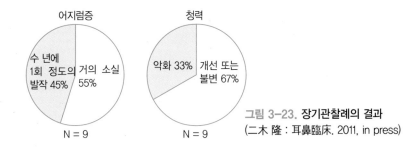

그림 3-23. 장기관찰례의 결과
(二木 隆 : 耳鼻臨床, 2011, in press)

Column 16

양측성 메니에르병 : 메니에르병은 편측성 질환이 아니다!

1957년 저자 등은 31명에 대해 2 가지 탈수시험(글리세린 테스트와 furosemide 테스트)을 중복해서 시행하는 것의 이점을 다룬 논문을 발표하여, 다음과 같은 결론을 내린 바 있다.

「메니에르병에서는 양측이환이 의외로 많은데, 선발측과 후발측이 복잡하게 얽혀 있어서 발작시에 책임측을 추정하는 것도 어려운 경우가 많다. 양측으로 동시에 번지는 형태도 많으며, 양측성 내림프수종인지, 아니면 한쪽은 다른 질환이 동반된 것인지를 살피지 않으면 안 된다. 발작책임측의 진단과 치료의 결정은 이런 고려를 바탕으로 내려져야 한다. 이런 증례들에 대해서는 2종의 탈수시험을 중복해서 시행하는 것이 대단히 효과적이다」

이 논지는 지금에야 당연한 것이라고 생각되지만, 1966년 당시의 교과서만 해도 「귀의 증상은 일측성인 경우가 많다」라고 쓰여 있다. 저자 등이 「양측성 이환이 의외로 많다」라는 사실에 주목하게 된 계기는 다음 두 중년 여성의 케이스였다.

S 부인은 3년 전 왼쪽 귀의 발병으로 거의 청력을 상실했다. 6개월 전부터 이번에는 좋았던 오른쪽에서 청각장애가 나타나기 시작했다. 일시적으로 좋았던 청력의 절반 정도로까지 악화되기도 했지만(왼쪽 그림, a), 이뇨제와 스테로이드의 조합으로 40일 후에는 거의 정상으로 돌아왔다.(왼쪽 그림, b)

K 부인은 10년 전 왼쪽의 발병으로 청력이 상당히 낮은 상태였으며, 그 3년 뒤에는 오른쪽에도 이환되었다.(오른쪽 그림) 탈수시험을 시행한 날 저녁에는 몇 년 만에 남편과 전화통화가 가능했었다며 기뻐했다. 중복시험 결과, 그녀를 괴롭히던 어지럼증은 선발측인 왼쪽으로 드러났다. 이후 「내림프낭외벽반전술」을 시행하여 만족할 만한 결과를 얻었다.

이후 우리들은 「메니에르병 가운데 양측성으로 이환된 경우가 생각보다 많지 않을까」라는 의문을 갖고서 일상진료에 임하게 되었다. 그리고 3년 후인 1978년에는 「양측성 메니에르병은 29%나 된다!」라는 결론에 이르렀던 것이다.

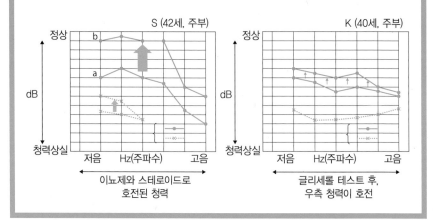

Column 17

Georges Portmann의 업적

Cawthorne이 미로파괴술을 발표한 것은 1938년으로, 공교롭게도 야마카와, Hallpike 등이 내림프수종을 발표한 그 해였다. 그로부터 12년 전에 완전히 다른 착상을 통해 새로운 수술법을 고안한 한 명의 프랑스인이 있었다. 그의 이름은 Georges Portmann이다. 비교해부학에 깊은 관심을 가졌던 Portmann은 *Reidobachis Pastinaaka* 라는 상어의 일종을 연구하여, 그 내림프낭은 외계(해수)와 자유롭게 교통하고 있으며, 그 교통소관을 소작하여 폐쇄시키면 유영에 장애가 발생한다는 사실에 주목했다. 그는 후두부의 질환으로 내림프낭에 압력이 가해지거나, 내이의 염증으로 내이압력이 항진되는 것이 메니에르병의 원인이 아닐까 의심하여, 사람에서는 맹관으로 되어 있는 내림프낭을 절개·개방해주는 수술을 고려하게 되었다.(아래 그림 ①)

그가 1926년에 이 수술을 처음으로 시행한 환자는 30대의 전기기사였는데, 1964년 추적조사에서 그 환자는 70세가 될 때까지 어지럼증은 1회도 없었으며, 전신주에도 잘 오르내렸다고 한다. 익년 1927년, 그는 미국에서 이 결과를 발표하였으나, 맹렬한 십자포화의 질문공세에 시달렸다. 논증도, 추리도 불가능했던 시대였으므로, Portmann 역시 수술이 극히 안전하다라는 점만을 강조했다. 다만 Guild의 longitudinal flow theory가 이 학회에서 발표되었기 때문에, Portmann에게는 큰 힌트가 되었을 것이다.

Portmann의 수술법에서 끝까지 의문이 따라붙는 점은, 「내림프낭의 외벽에 2~3 mm의 절개를 가하는 것만으로는 곧 다시 폐쇄가 일어나지나 않을까」하는 염려이다. 여러 연구자들이 이에 대한 해결책으로 「변형술식」을 고안하였다. 일본에서는 1955년 토호쿠(東北)대학의 立木豊 교수가 36명의 환자를 대상으로 Portmann의 원형 술식을 집도한 결과, 전례에서 어지럼증이 소실되었다고 보고한 바 있다. 그런데, 그렇게 좋은 결과를 보였다면, 어째서 모두 적극적으로 그 수술을 시행하지 않았던가 하는 의문이 든다. 1951년 야마카와·나이토(山川·內

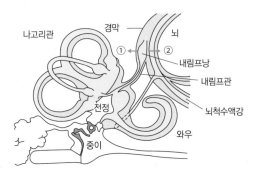

내림프관과 내림프낭의 소재
막미로(짙은 푸른색 부분)와 내림프낭의 위치관계를 보여주는 그림. 어느 쪽으로 감압(decompression)할 것이냐에 따라 ①Portmann의 원형 술식과 ②야마카와–나이토, House 술식으로 나뉜다.

藤) 등은, 수종은 염증에 의한 것이 아니므로, 내벽과 지주막하강에 shunt를 만들면 유착폐쇄를 방지할 수 있지 않을까 라는 아이디어를 발표하였다.(그림의 ②) 1961년 미국의 House는 지주막하 공간으로 실리콘 튜브를 삽입하는 션트술을 발표했다.(지금가지 이 술식을 시행하는 의사도 있다) 하지만, 저자는 내림프낭과 그 주변의 압력은 18 mmH$_2$O 정도에 불과하기 때문에, 백수십 mmH$_2$O의 지주막하 공간으로 열린 션트가 압력을 줄일 수 있을지 의문이다. 그 밖에 외벽의 절개부에 클립을 물려두는 술식(austin, 1968년), 삼각창을 만드는 술식, 테플론 조각을 삽입하는 술식(Shea, 1966, 1968년), 금과 테플론 밸브를 삽입하는 술식(Arenberg, 1977년) 등이 발표되어, 현재는 내림프낭 수술의 근대적인 revival boom이라고 해도 좋을 만한 상황이 되었다.

원술식에서 외벽절개의 유착을 막기 위해서, 저자 등은 우선 1단계로 L자형으로 절개한 외벽을 반전시키는 술식을 고안하였다. 제2단계로는 동기인 안과의 本田孔土 교토대학 명예교수의 제안으로 젤라틴 필름을 사용하는 술식을 고안하였다. 내림프낭 외벽반전술(Kitahara-Futaki)은 이렇게 탄생했던 것이다.(그림 3-21)

생활지도 및 재활

- 어지럼증으로 움직일 수 없게 되기는 하지만, 특별한 훈련이나 보장구를 필요로 하지는 않는다. 다만, 공공교통기관의 운전기사나 높은 곳에서 작업하는 경우에는 배치전환이 필요하다.
- 문제는 이명과 난청이다. 난청의 28%는 양측성 이환이기 때문에, 당연히 재활에 있어서는 보청기 사용을 고려해야 한다. 더욱 고도의 난청에서는 인공와우삽입을 시행하기도 한다.
- 이명은 환자를 가장 괴롭히는 것으로, 자살의 우려도 있어 주의 깊은 심리적 케어가 필요하다. 귀마개나 차폐기 등을 사용하여 경감되는 경우도 있으며, 자기훈련법도 도입되고 있다.
- 넓은 의미에서의 재활로서는 생활지도가 중요하며, 저자는 다음과 같은 "five S"를 강조하고 있다.

[Futaki의 five S]

Salt : 저염식이

Stress : 전전긍긍하지 않는다

Speed : 빠른 교통편을 피한다

Sleep : 충분한 수면

Smoking : 금연

- 최근의 「메니에르병 진료 가이드라인 2011년판」은 다음과 같다.

메니에르병의 발작예방대책

1. 보존적 치료
    1) 생활지도(스트레스 경감, 과로방지, 적당한 운동 등), 심리적 접근, 스트레스 경감, 적당한 운동의 예로는 유산소 운동이 제창되고 있다.
    2) 약물치료
        - 삼투성 이뇨제 : isosorbide
        - 내이순환개선제, 항불안제, 비타민 B12, 한방약
        상기의 약제는 병용하는 경우가 많다.
        약물은 아니지만, 수분을 충분히 섭취하는 수분섭취법이 제창되고 있다.
2. 중이감압치료
3. 기능보존적수술치료 : 내림프낭개방술
4. 선택적 전정기능파괴술
    1) 내이중독물질(gentamicin, streptomycin) 고실내(鼓室內)주입
    2) 전정신경절단술

※내이파괴술 : 본 치료법은 와우기능을 포함한 내이 전체의 기능을 파괴하는 것이다. 이전에는 난치례에서 시행되기도 했지만, 현재는 선택적 전정기능파괴술로 충분한 발작예방 효과를 얻을 수 있어서 최근에는 시행례가 극히 소수이다.

※미국, 유럽의 논문에는 부신피질 스테로이드의 고실내주입이 보존적치료에 추가되는 경우가 많다. 하지만, 현시점에서 평가는 확립되어 있지 않다.

(厚生労働省難治性疾患克服研究事業 前庭機能異常に関する調査研究班(2008~2010년도) 編 : 메니에르병 진료 가이드라인 2011년판. p.39, 金原出版, 2011에서 인용)

개괄 : 메니에르병 치료의 선택지

침습도가 낮은 치료에서 시작해 효과가 확인되지 않는 경우에 다음 단계로 진행한다. 1에서 3 또는 4로, 2에서 4로 바로 넘어가는 경우도 있다.

1. 보존적 치료
   생활지도(과로, 수면부족, 스트레스 회피), 심리적 접근, 약물치료(삼투압이뇨제, 내이순환개선 약제, 항불안제, 비타민 B12, 한방약)
   ↓
2. 중이 가입(加壓)치료
   ↓
3. 내림프낭 개방술
   ↓
4. 선택적 전정기능파괴법

(Sajjadi H, Paparella MM : Ménière's disease. Lancet 372 : 406–414, 2008에서 인용)

생활개선, 스트레스의 영향을 완화하기 위한 방법

1. 이른 귀가와 저녁식사, 이른 수면과 기상, 규칙적인 생활을 습관화
2. 업무, 가사, 주위의 평가에 대한 발상전환
   너무 긴장하지 않는다, 완전한 것에 연연하지 않는다, 실패를 두려워하지 않는다, 타인의 평가에 신경쓰지 않는다 등
3. 고민 상담을 주저하지 않는다. 상담과 무관한 내용이라도 사람들과 이야기를 나눈다.
4. 오락, 취미를 갖는다 :
   여행, 골프, 회식(가족, 친구 등), 노래부르기(노래방, 합창 참가), 시 낭송 등
5. 일상에서의 적당한 운동 :
   산책, 수영, 요가, 댄스 등
   에어로빅 등의 유산소운동(메니에르병의 발작예방, 청력개선효과 보고)

[후생노동성 난치성질환 극복 연구사업 전정기능이상에 관한 조사연구반(2008~2010년도) 編 : 메니에르병 진료 가이드라인 2011년版. p.39, 金原출판, 2011에서 인용]

○ 증례 1

환자 여성, 66세. 2008년 1월 중순 초진.

현병력

- 회전성 어지럼증, 좌측 이명과 난청을 호소.

- 30년 전에 회전성 어지럼증을 경험했으나 당시에는 와우증상 (−). 10년 전에도 같은 증상을 경험. 3년 전에 처음으로 왼쪽 귀의 이폐감, 난청을 동반한 어지럼증이 발생함.(메니에르병으로서의 시작) 올해 들어 어지럼증의 발작(와우증상 동반)이 빈발하여 수진하게 되었다. 기타 신경학적 이상은 없음.

과거력

- 고지혈증(투약 없음)

초진소견 및 검사결과

- 혼자서 걸어 들어옴. 질문에 명료한 대답. 고막 − 정상.

- Audiogram(그림 3−25), 평형기능검사 스크리닝 및 ENG 검사(표 3−6), 글리세린 테스트(그림 3−26) 결과를 아래에 실었다.

검사결과의 해설

- 우선 청력에 대해서는, 메니에르병을 청력에 따라 분류하자면 개인적으로는 다음의 3단계로 분류하고 싶다.

- 사람들 사이에 대화에서 잘 들리지 않는다고 자각하기 시작하는 것은 30 dB 수준에서부터이다.

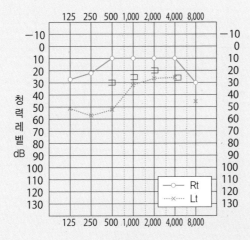

그림 3−25. Audiogram(1)

표 3-6. 평형기능검사 Screening 및 ENG 검사

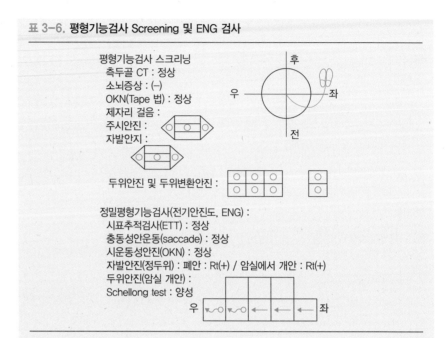

평형기능검사 스크리닝
측두골 CT : 정상
소뇌증상 : (−)
OKN(Tape 법) : 정상
제자리 걸음 :
주시안진 :
자발안지 :

두위안진 및 두위변환안진 :

정밀평형기능검사(전기안진도, ENG) :
시표추적검사(ETT) : 정상
충동성안운동(saccade) : 정상
시운동성안진(OKN) : 정상
자발안진(정두위) : 폐안 : Rt(+) / 암실에서 개안 : Rt(+)
두위안진(암실 개안) :
Schellong test : 양성

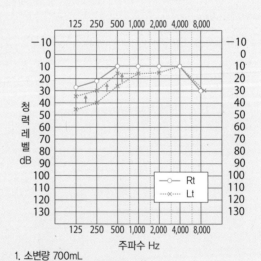

1. 소변량 700mL
2. 이명 좌측(Lt) (−) ⟶ (−)
3. 청력의 변화 : 좌측 귀에서 개선(양성 ++)

그림 3-26. 글리세린 테스트

- 초기에는 글리세린 테스트에서도 잘 반응하여 양성을 보인다. Klockhoff & Lindiorom은 이 단계를 "reversible stage"라고 부른다. 즉, 약물요법에 반응이 좋으면 청력이 정상수준으로 돌아가는 단계이다.

> 초기 : 20~40 dB
> 중기 : 40~70 dB
> 후기 : 70 dB 이상

- 본 증례의 평형기능검사법에 대해서 논하자면,
  ① 제자리걸음 검사에서는 환측으로 170° 정도 회전해버렸지만, 주시안진도 없고, 프렌첼 안경에서도 안진은 관찰되지 않았다.
  ② ENG 검사에서는 중추소견은 없고, 오른쪽을 향한 방향고정성안진을 각 두위에서 확인하였다.
  ③ Schellong 테스트 양성으로 「교감신경 과긴장」이 시사되었다.
- 글리세린 테스트 : 왼쪽에서 「양성」으로 「메니에르병 확실례」로 판단.

경과

- 초진 6일후인 1월 하순부터 좌측 메니에르병 확실례의 초기 단계로서, 다음과 같은 치료를 개시하였다.

> 7% NaHCO$_3$ 40 mL
> mecobalamin 500 μg ⎦ IV
>
> 〈처방례〉   1. Isosorbide(70% 시럽) 80 mL 2회 분복(아침/저녁)
>   2. Sulpiride(50mg) 2T
>   Fludiazepam (250 μg) 2T
>   Mecobalamin (250 μg) 2T   2회 분복
>   ATP 2.0 g
>   3. Zolpidem   1T   취침전

- 1.5개월 후인 3월초, 2일 전부터 시작된 어지러움 발작과 이명·난청의 악화로 내원하였다. 미미하게 오른쪽 방향의 안진을 확인하였다. 청력도에서는 다음과 같이 저

음부는 60 dB, 즉 메니에르병으로는 「중기(中期)」로 진행되었음을 알 수 있다.(그림 3-27)

- 이렇게 되면, 「긴급피난」으로 「스테로이드 요법」을 시도할 수밖에 없다. 우물쭈물 하다가 이대로 청력을 놓칠 수는 없기 때문이다.(그림 3-28)
- 결과는 이로부터 약 3주 후인 3월 하순의 Audiogram(그림 3-29)에서 보다시피 좌우 모두 "complete recovery"에 도달하였다. 이후 1.5년 경과한 시점에서 청력 악화를 일으킬 정도의 대발작은 없었다.

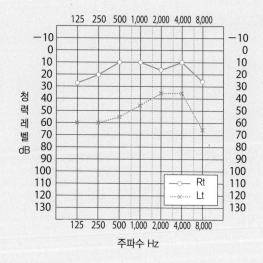

그림 3-27. Audiogram ②

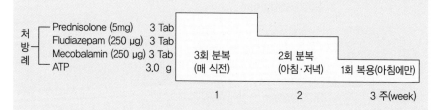

그림 3-28. 증례 1의 경과 (스테로이드 테이퍼 요법)

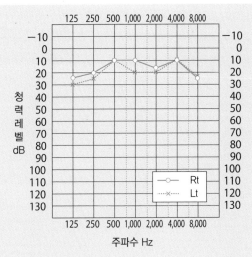

그림 3-29. Audiogram ③

본 증례의 포인트

① 초기례는 글리세린 테스트에 흔히 반응한다.

② 하지만, 본 증례와 같이 급성 발작후에 청력악화를 일으키는 경우가 있다.(→ 청력이 중기로 떨어짐)

③ 악화된 난청이 고착되지 않도록 하기 위해서 「긴급피난」으로 「스테로이드 테이퍼 요법」을 개시하는 것이 중요하다.(또는 정맥주사로)

● 증례 2

환자 남성, 35세. 2007년 6월 상순 초진.

현병력

- 주소 : 회전성 어지럼증, 좌측의 이명 및 난청

- 과거 4회에 걸쳐 다음과 같은 증상이 있었음. 3년 반 전에 사무실 근무중에 첫 발생.(이명, 난청, 어지럼증의 3징후 있었음) 3년 전에 2회째 발작. 1년 4개월 전에 3회째, 그 2개월 후에 4회째 발작이 있었다. 위 4회의 어지럼증 발작과 좌측 이폐감·이명·난청은 모두 스테로이드나 isosorbide 복용 등으로 회복을 보았다고 함.

- 이번에는 본원 근처로 이사 온 후, 5회째의 발작으로 내원. 과거력으로 지방간 있음.

초진시 소견 및 검사결과

- 혼자서 걸어 들어옴. 질문에 명료한 대답. 고막 – 정상.

- CT 소견 : 함기봉소 양호, 내이도확대 (–)
- Audiogram(그림 3–30), 평형기능검사 스크리닝 및 ENG 검사(표 3–7)
- 글리세린 테스트 : 청력저하가 적으며, 반응은 (±), 위양성(false positive)(그림 3–31)

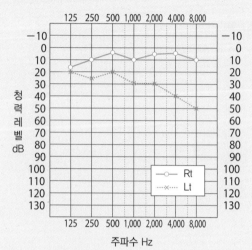

그림 3–30. Audiogram

경과

- 메니에르병(초기)과 자율신경 실조증으로 다음의 약제를 투여하고 경과관찰하고 있었으나, 초진 8개월 후인 2월 중순 내원했을 당시에는 발작후의 좌측 청력이 저음부 평균 47.5 dB로 「중기」 수준까지 저하된 상태였다. 급히 스테로이드 치료를 시작, 1주일간 유지하였다.

표 3–7. 평형기능 스크리닝 및 ENG 검사

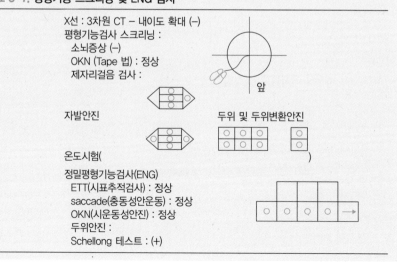

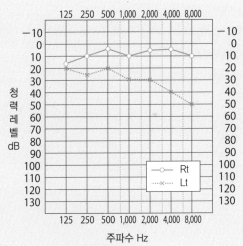

그림 3-31. 글리세린 테스트

┃┃┃┃┃┃┃┃

생리식염수 N/S 200 mL
Hydrocortisone 100 mg
Mecobalamin 500 μg   ⎤ IV
ATP 120 mg   ⎦

좌측 청력은 즉시 호전되지는 않았다.(그림 3-32) 2개월 후에는 저음부에서 30 dB 까지 서서히 상승되었다.

- 이후 isosorbide 80 mL (1일 2회 분복) 대신에

┃┃┃┃┃┃┃┃

furosemide (40 mg)[주1] 1정   ⎤ 1일 2회 아침/저녁
K-L-aspartate 2정   ⎦

을 투여하고, 자율신경계에 대해서는 tandospirone(세디엘®)[주2] 을 추가하였다.

- 그런데, 3개월 이후인 7월 하순에 가벼운 어지럼증이 발생한 후, 좋았던 오른쪽 귀가 이상하다며 내원했다. 청력검사 결과, 아래 Audiogram(그림 3-33)에서 보다 시피 양측에 문제가 있었다.(아래 방향의 작은 화살표)
- 이전과 마찬가지로 스테로이드 정맥주사를 1주간 시행한 결과, 다행히 큰 화살표 와 같이 recovery를 볼 수 있었다. 후발(後發) 난청(오른쪽)은 스테로이드에 잘 반 응했다.
- 경구약으로 follow-up하던 중에 1개월 반 후인 9월 상순에 휘청거림과 오른쪽 귀

주1)

출장이 많은 사람 등에서는 정제(경구제)로 한다. furose-mide는 이뇨제의 일종으로 Na와 K의 손실을 초래하기 때문에 K(potassium) 보충제로서 K-L-aspartate를 병용하는 것이 중요.

주2)

sulpride 계열의 약제는 장기 간 사용시 「약제성 파킨슨병」을 일으키므로 주의.

의 이폐감 및 난청으로 다시 내원하였다. Audiogram 결과, 좌우가 비슷한 수준이 되어 있었다. 즉시 스테로이드 정맥주사를 5차례 시행하고서 그림 3-34의 화살표 수준까지 회복되었다.

- 이렇게 해서 본 증례는 양측 이환례로 드러났다.

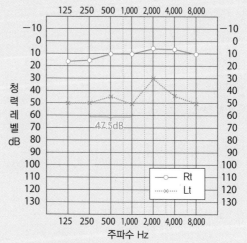

그림 3-32. 8개월후 좌측 청력 악화시의 Audiogram.
(저음부 평균 47.5 dB)

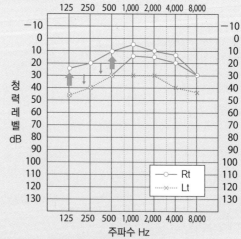

그림 3-33. 청력이 좋던 귀까지 양측화된 Audiogram.
(큰 화살표: 치료로 호전된 후)

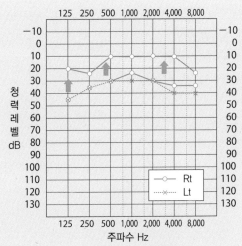

그림 3-34. 후발 우측 난청이 다시 호전됨.

본 증례의 포인트

① 저자의 집계에 따르면 메니에르병은 28%(도쿄대학) ~ 29%(교토대학)가 양측화되는 것으로 나타났다.

② 따라서, 본 질환은 난청에 준하는 만성질환이기 때문에 침착하게 진료해야 한다는 말이다.

③ 다시 말해, ⓐ편측이라고 해도 초기→중기→후기로 진행하는 경과를 어떻게 늦출 것인가, ⓑ28~29%로 「양측화」함을 염두에 두고 좋은 쪽 귀의 「이폐감」「이명」에 주의해야 한다, ⓒ스테로이드의 사용법을 연구한다, ⓓ마지막은 수술적 요법까지 고려해서 대응해야 한다.

◯ 증례 3

환자 여성, 32세, 2009년 10월 중순 초진

현병력

- 주소: 회전성 어지럼증(반시계방향), 왼쪽 귀의 이명과 난청
- 초진 1년 5개월 전인 2008년 5월에 갑작스런 이명, 난청이 발생했었는데, 당시 어지럼증은 없어 「좌측 돌발성난청」으로 진단, 스테로이드로 일단 관해를 보았다.
- 그 11개월 후인 2009년 4월에 출산후 다시 어지럼증(−)의 좌측 난청·이명이 발생했지만, 투약으로 개선되었다고 했다.

- 초진 1개월 전인 9월, 회전성 어지럼증, 좌측 이명 및 난청을 일으켜 10월 내원했다. 특히 과거력 없음.

초진시 소견 및 검사결과

- 혼자서 걸어 들어옴. 질문에 명료한 대답. 고막 – 정상.
- Audiogram(그림 3-35), 평형기능검사 스크리닝 및 ENG 검사(표 3-8), 글리세린 테스트(그림 3-36)을 참조.
- Audiogram(그림 3-35)을 살펴보자. 요약하자면, 본 증례는 어지럼증 발작, 이명, 난청의 3징후가 갖춰진 초진으로부터 1년 5개월 전에 동측의 「돌발성 난청」으로 진단·치료를 타원에서 받고 일단 관해되었으나, 11개월 후에 다시 「돌발성 난청」이 반복되었다고 하는 특징이 있다. 하지만 당시 청력에 대한 자료는 없음.
- 그리고 저자의 초진시에는 청력 수준이 「중기」에 해당하였다.
- 평형기능검사(표 3-8)에서는 뚜렷한 양성 소견은 없었으며, Schellong test(+)였다.
- 글리세린 테스트(그림 3-36) 검사 당일에는 「초기」 수준으로 돌아가 있었지만, 반응은 양성으로 돌발성 난청이 아닌 「메니에르병 확실례」임을 검사 결과에서 확인할 수 있었다.

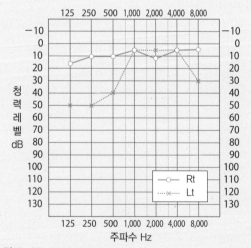

그림 3-35. Audiogram

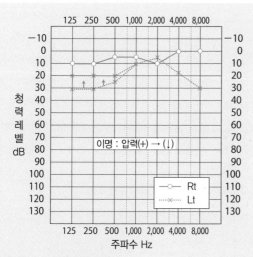

그림 3-36. 글리세린 테스트

표 3-8. 평형기능 스크리닝 및 ENG 검사

X선 : 3차원 CT – 내이도 확대 (–)
평형기능검사 스크리닝 :
　소뇌증상 (–)
　OKN (Tape 법) : 정상
　제자리걸음 검사 :
　주시안진 :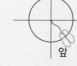

자발안진 　　　　　　　　두위 및 두위변환안진

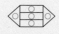　　　　

온도시험(　　　　　　　　　　　　　　)
정밀평형기능검사(ENG)
　ETT(시표추적검사) : 정상
　saccade(충동성안운동) : 정상
　OKN(시운동성안진) : 정상
　두위안진 :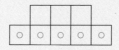
　중심동요계 : WNL
　Schellong 테스트 : (+)

본 증례의 포인트

① 메니에르병에서 3대 징후가 나타나는 양상에 관한 후생성 「메니에르병 연구반」의 역학조사에서는 와우증상이 다른 증상보다 선행하거나 동시에 나타나는 것이 95%였다. 어지럼증 발작만 선행한 후에 3대 징후가 갖추어진 예는 5%에 불과했다. 이 점을 염두에 두고서 본 증례를 다시 살펴보기 바란다.

② 「돌발성 난청」이나 「저음장애형 감음성 난청」에서 「메니에르병」으로 변화하는 증례가 드물지 않다.

③ 일반적으로 「돌발성 난청」은 그 정의(定義)상 반복하는 질환이 아니다. 본 증례와 같이 어지럼증이 없이 청력저하를 반복하는 단계에서 이미 「돌발성 난청」에서 멀어지게 된다.

전정신경염

➡ 특징

① 회전성분을 포함하는 격심한 어지럼증, 평형장애를 유발한다. 이명·난청과 같은 와우증상은 없다.

② 감기 증세 등의 발열이 있은 후에 발생하는 경우가 많다. 구토나 보행장애가 발생하는 경우도 있다.

③ 어지럼증 이외의 신경증상은 동반되지 않는다.

④ 두위성 어지럼증과 같은 특정한 체위가 없으면서, 「움직이려고 하면 휘청거림」 상태가 계속됨.

⑤ 약 3일 정도면 가라앉는 메니에르병과는 달리, 점차로 개선되기는 하지만 속도는 월(月)단위 정도이다.

⑥ 바이러스에 의한 신경세포 손상으로 인한 것이고, 호전은 일정한 속도로 점차 개선되지만 경과는 오래 걸린다는 점을 환자에게 설명하여 환자가 인내심을 갖고 치료를 받도록 격려한다.

⑦ 도중에 합병된 다른 질환을 놓치지 않도록 주의하며 경과를 관찰한다.

⑧ 월 단위로 천천히 회복되므로, 신체의 평형이 불안정한 와중에 높은 곳에서 떨어지거나 하지 않도록 주의시킨다.

➡ 진단의 포인트

① 어지럼증이 발생하기 전에 발열(fever)이 있었는지 체크한다.

② 와우증상이 없음을 확인한다.

③ 어지럼증, 평형실조가 심하므로, 중추성 어지럼증을 시사하는 신경증상의 의심을 배제한다.

④ 안진은 심하며, 두위성 어지럼증과는 달리 체위에 따라 방향이 바뀌거나, 감소되는 경우는 없다.(방향이 일정한 안진)

⑤ 오심·구토와 같은 자율신경증상은 적다.

치료법 · 환자설명

① 일반적인 어지럼증 약물(진훈제)로 충분하다. Vit. B12나 ATP도 사용할 수 있다.

②「치료는 오래 걸리지만, 결국에는 좋아진다」는 점을 환자에게 설명한다.

③ 위험예방(스포츠도 포함)에 주의시킨다.

증례

환자 남성(회사원), 48세. 2009년 6월 상순 초진.

현병력

- 주소 : 회전성 어지럼증과 심한 휘청거림, 평형실조. 수진 3일전 감기 증세로 37.8℃ 미열이 있었다.

- 해열후 출근하려 아침에 기상하자, 갑자기 심한 어지럼증(회전과 격심한 동요함)이 발생해 화장실을 가는 것조차 가족의 도움이 필요했다. 이명·난청 없음. 구토는 없지만 구역감 있음.

- 당일 가족의 부축으로 내원. 즉시 침대에 눕혀서 신경학적인 스크리닝을 시행했지만, 특이소견은 없었다. 나안(裸眼) 및 프렌첼 안경 착용상태에서 심한 좌측방향의 안진을 확인.(그림 3-37) diazepam 10 mg 및 metoclopramide 1Amp을 근육주사하고, 스테로이드 정맥주사로 진정되었다.

- 2일후 혼자서 보행이 가능해져 검사를 시행했다.

검사결과

- 의식청명. 마비, 떨림 등의 신경증상 없음.

- 고막 : 정상, 청력검사 : 정상, 측두골 3차원 CT : 정상

- ENG 검사에서는 ETT, OKN, saccade 등의 중추장애를 시사하는 소견은 확인되지 않았다. 정두위, 앙와위, 측두위에서 심한 left-beatig 안진을 기록.

진단경과

- 우측 전정신경염으로 진단. 경구약 및 주사제로 서서히 점차 호전되었다.

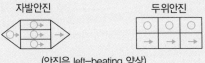

자발안진　　　　　두위안진　　　　　[참조]
중심동요계 : 정상
Schellong 테스트 :(+)

(안진은 left-beating 양상)

그림 3-37. 프렌첼 안경 소견

PART 04

증례로 배워보는
다양한 어지럼증

어 지 럼 증

이제 다룰 테마는 모두 저자의 「어지럼증 클리닉」이라는 임상의 최전선에서 겪었던 문제들과 그에 대한 하나의 답안이다.

매일매일 어지럼증 환자의 진료에 몰두하면서 만났던 universality(보편성)이 있는 문제들을 새로운 측면에서 모집·분석해, 모든 진료과의 의사들이 모이는 도쿄도(東京都) 에도카와(江戸川) 의학회에서 발표했던 논문을 수정한 것이 중심이 되었다.

신경이과적인 접근을 사용하고는 있지만, 내과 및 기타 진료과 의사들에게도 일독을 권하고 싶은 내용이다.

어지럼증의 진단과 치료 ────────

당뇨병과 어지럼증

요점

출전

본 내용은 [어지럼증 발작과 혈당치. 에도카와(江戶川) 의학회지 26: 10-15, 2009]를 고쳐 실은 것이다.

- 임상의 제1선에 있으면, 「어지럼증 발작」으로 부축을 받으며 들어오는 환자들이 매월 1~2회는 있다. 그 가운데 심각한 중추성 병변이나 심혈관계 질환은 아니라고 판단되면, 안정시키고 수액치료 등의 응급처치를 시행한다.
- 가끔씩 이런 환자들 가운데 당뇨병이 의심되는 예가 있으며, 혈당치와 HbA1c를 측정하면 극히 높은 수치를 보였다.
- 그래서 2008년 어지럼증 발작으로 실려와 응급처치를 시행했던 8 증례에서 혈당치 등의 체크를 시행한 결과, 63%에서 이상치가 관찰되었다.

대상

- 표 4-1은 대상을 정리한 것이다.
- 혈당치 이상은 5례(63%)라는 높은 비율을 보였지만, HbA1c 이상은 2례에 그쳤다. 비고의 P는 prednisone 등의 스테로이드 사용을 표시한 것이다.

표 4-1. 어지럼증 발작으로 실려 들어온 증례들

증례	연령 (세)	성별	진단명	청력(dB)	혈당치 (mg/dL)	HbA1c	비고
1	35	M	좌측 – 돌발성난청(+OD) → 메니에르병(+OD)	100 ⇔ 70	686* 250*	13.7* 10.3*	P3
2	70	F	좌측 PV+OD	R 16 L 12	134*	50	P1
3	35	M	우측 메니에르병	25⇔15	87	52	P1
4	59	M	좌측 돌발성난청(+OD) → 좌측 메니에르병(+OD)	93⇔48	224* 217*	8.3* 9.1*	P3
5	32	F	좌측 PV + OD	R 52 L 50	79	49	

6	53	F	좌측 PV + OD	R 42 L 43	132*	5.0	P1
7	55	F	좌측 PV	R 10 L 10		4.9	
8	58	M	우측 내이성 어지럼증 + OD	R 25 L 25	138*	5.0	
	ā= 50.0	M=4 F=4	OD : 75%		63%*	25%*	P:63%

PV : positional vertigo, OD : 자율신경실조증 (기립성저혈압), * 검사치 − 양성

⟹ 증례 1

- 임상경과는 그림 4-1과 같다.
- 35세, 남성. 2일간 계속된 회전성 어지럼증 발작, 반복적인 구토 후, 좌측 귀에 격심한 난청·이명을 호소하며 가족의 부축을 받아 내원하였다.
- 안진의 진정을 확인하고 시행한 청력검사에서 왼쪽 귀는 85 dB 정도로 거의 청력상실 상태, 오른쪽도 48 dB 가까이 저하되어 있었다.
- 가족력에서 아버지가 당뇨병이 있음을 확인. 본원에서 측정한 모세혈관 혈당 수치는 237 mg/dL였다. 즉시 가까운 병원의 당뇨외래에 진료를 의뢰하였으며, 인슐린 치료를 시작하게 되었다.
- 하지만 이후 다시 어지럼증 발작과, 이번에는 왼쪽만이 아니라, 오른쪽까지 80 dB을 넘는 난청이 발생하여 필담(筆談)을 해야만 할 상태가 돼버렸다. 응급으로 스테로이드 정맥주사를 시행하고서 오른쪽은 간신히 청취가능한 수준까지 돌아왔으나, 혈당치 686 mg/dL, HbA1c 13.7%라는 예상 밖의 높은 수치를 보여, 「젊은 연령에서 발생한 당뇨병」과 「양측성 메니에르병」 증례로 사료되었다.

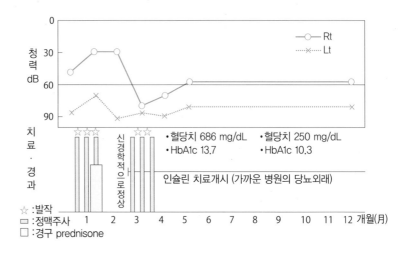

그림 4-1. 좌측 – 돌발성난청(+OD) → 메니에르병(+OD) (양측성 의심)

증례 2

- 임상경과는 그림 4-2와 같다.
- 59세, 남성. 소기업체 경영자. 갑작스러운 어지럼증 발작, 구토와 오른쪽 귀의 고도 난청으로 주위의 도움을 받아 내원함. 「우측 돌발성 난청」으로 진단하여, 정맥주사 등의 긴급치료를 시행하고서 1주 정도 후에 65 dB까지 회복. 경구 스테로이드를 복용하며 경과를 관찰하고 있었다.
- 검사에서는 혈당치 224 mg/dL, HbA1c 8.3 으로 확인되어 당뇨전문기관에서 수진할 것을 수차례 권유하였으나, 바쁘다는 핑계로 진료를 받지 않았다. 비행기 출장, 과로 후에 다시 80 dB 가까운 청력저하가 발생해 「메니에르병」으로 진단명을 변경하고 경과를 관찰하였다.
- 당시 혈당치는 217 mg/dL, HbA1c 9.1 이었으며, 소변검사에서 protein 3+ 를 보였다. 당뇨병성 신병증(nephropathy)을 의심하여 안저검사를 강력히 권유함. 타원(안과)에서 「당뇨병성 망막증」으로 진단받고 레이저 수술을 받았다.
- 당뇨병 검사에 관하여 전체 증례를 바탕으로 언급하자면, HbA1c의 이상을 확인한 것은 그림 4-1, 2의 2례(25%)뿐이었지만, 「발작으로 내원시의 혈당치」는 63%에서 이상을 보였다.

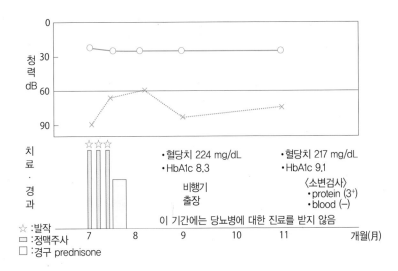

그림 4-2. **좌측 돌발성난청(+OD) → 좌측 메니에르병(+OD)**

고찰

- 임상의 제1선인 1차 진료기관에서 발표한 「어지럼증 발작으로 부축을 받아 내원한 때」의 혈당검사에 관한 보고는 없지만, 본원의 8례 가운데 63%에서 이상치를 확인하였다.

- 급성 합병증을 표 4-2에 열거하였다. 이상의 증례는 모두 부축을 받아 내원한 경우였지만, 혼수나 발열은 없었기에 이런 징후들은 배제할 수 있을 것이다.

- 만성 합병증을 표 4-3에 열거하였다. 결론을 미리 말하자면, 위와 같은 어지럼증 발작이나 급격한 난청의 에피소드는 표 4-3의 ①망막증, ②신증, ③신경장애와 같은 3대 합병증과 동일한 기원(起源)을 지닌 「내이(內耳)의 발작」이었을 가능성이 의심된다.

- 당뇨병성망막증(그림 4-3) : 인체에서 가장 세밀한 동·정맥의 상태를 비침습적으로 관찰하기 좋은 곳은 바로 망막이다. 따라서 만성합병증 중에서도 본증의 진단·치료·예방이 가장 중요하다 할 수 있으며, 향후 그 수요와 대책에 있어 국민적인 필요성이 증가할 것이다. 어떤 의미에서는, 안과의사의 대응에 세동정맥을 침범하는 성인병의 장래가 걸려있다라고 말할 수도 있을 것이다.

표 4-2. 급성 합병증	표 4-3. 만성 합병증(3대 합병증)
① 고혈당 혼수	① 망막증
② lactic acidosis	② 신증
③ 저혈당 혼수	③ 신경장애
④ 감염증 (악성 외이도염, rhinocerebral mucormycosis)	

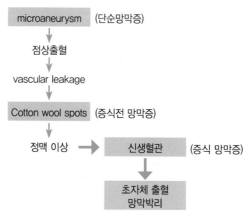

그림 4-3. 당뇨병성 망막증

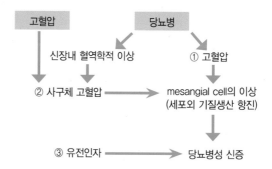

그림 4-4. 당뇨병성 신증의 성립(mesangial cell의 이상)
[羽田勝時 : 당뇨병진료 매뉴얼. 일본의사회잡지 특별호
130(8) : PS260, 2004에서 인용·변경]

표 4-4. 당뇨병성신경병증의 분류와 발병기전(가설)

• 고혈당성 신경병증	대사이상
• 대칭성 다발신경병장애	
– 감각성/자율신경성 신경장애	대사이상, 혈관장애
– 급성 통증성 신경장애	대사이상, 허혈, 신경재생
• 초점성다초점성 단일신경장애	
– 뇌신경 장애	허혈
– 흉복부 장애	허혈, 신경절염(?)
– 초점성 사지 신경장애	압박, 허혈
– 당뇨병성 근위축증	혈관염(허혈), 자가면역?
• 혼합형	

[吉川隆一 : 당뇨병진료 매뉴얼. 일본의사회잡지 특별호 130(8) : PS264, 2004에서 인용·변경]

- 그림 4-3의 화살표에 따르면, 「초자체 출혈, 망막 박리」까지 진행할 수 있다. 동일한 병리가 내이(內耳)에서도 일어난다고 가정하면 「내림프강 출혈, 혈관조 박리」 역시 가능할 것이다.

- 당뇨병성 신증 : 그림 4-4는 그 메커니즘에 관한 모식도이다.

- 당뇨병성 신경장애의 분류와 발병기전을 표4-4에 정리하였다. 이 표4-4의 3번째 행에 「자율신경성 신경장애」라는 항목이 있다. 표 4-1에서 보다시피, OD(자율신경실조증) 증상이 본 환자군 8례중 6례(75%)에서 관찰된 것은 여기에도 해당이 되는 셈이다.

- 세동맥(細動脈) 장애(표4-5) : ①～④는 『당뇨병 진료 매뉴얼』[일본의사회잡지 특별호 130(8), 2004]에서 인용한 것이며, ⑤는 필자가 추가한 항목이다.

- 망막은 안저사진조영, CT로 명확히 확인할 수 있다. 신장은 조직검사(biopsy)로 사구체의 손상을 현미경으로 관찰할 수 있다. 심근경색이나 뇌경색은 영상진단 기술의 발달로 이제 카테터 시술치료까지도 가능해졌다.

표 4-5. 당뇨병성 세동맥장애

① 망막증
② 신증(사구체)
③ 뇌경색
④ 심장 질환
⑤ 내이의 혈관조(stria vascularis)?

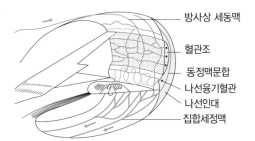

그림 4-5. 혈관조(stria vascularis)·나선인대(spiral ligament)의 모세혈관
(野村 恭也 외 : 耳科学アトラス, 第3版, p.218, Springer Japan, 2008)

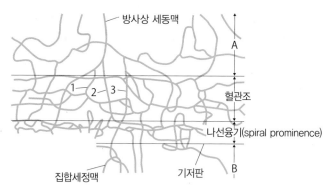

그림 4-6. 혈관조(stria vascularis)·나선인대(spiral ligament)의 모세혈관 (상세)
1 : 혈관조의 모세혈관   2 : 나선융기혈관으로 가는 분지   3 : 동정맥문합
　나선판의 경계는 그 부착부위를 나타냄.
A : 전정계(scala vestibuli)의 벽   B : 고실계(scala tympani)의 벽
　(野村 恭也 외 : 耳科学アトラス, 第3版, p.219, Springer Japan, 2008)

- 하지만, 마찬가지로 세동맥 네트워크인 내이(內耳)에서 발생하는 돌발성 난청이나 메니에르병은 어째서 병인론(病因論)적으로 증명되지 않았을까. 그것은 내이가 치아의 에나멜질(質) 다음으로 딱딱하다고 알려진 「미로골포(bony labyrinth)」로 싸여져 있어서, 생체에서의 세동맥 관찰이 불가능하다는 해부학적 제약이 있기 때문이다.

- 사실 역사적으로는 1867년 메니에르가 파리에서 「내이에서 비롯된 어지럼증」을 제창한 후, 근 70년이 지난 1938년에서야 야마카와(山川)와 Hallpike가 측두골 절편에서 라이스너막의 팽융(내림프수종)을 발견하였으며, 조직학적으로 확진된 것은 지금까지도 100례가 되지 않는다.

- 내이(內耳) 세망동맥계의 해부도 : 그림 4-5, 6은 저자의 은사이신 野村恭也 東京大 명예교수의 책에서 인용한 것이다. 전하소뇌동맥(ant. inf. cerebel-lar a.)에서 분지한 내이동맥은 내림프강을 마주보고 있는 혈관조(stria vascularis)에서 세동맥 네트워크를 만들고 있으며(그림 4-5), 더 확대하면 그림 4-6과 같이 된다. 여기서 내림프가 생성되어, 전정 반고리관을 흘러서 소뇌뇌막상의 내림프낭에서 흡수되는 것이다. 이 생성-흡수의 밸런스가 어떤 이유로든 파괴되면, 라이스너막이 부풀러 오르면서 내림프수종, 즉 메니에르병이 되는 것이다.

- 내이 세동맥계의 결정적인 병변(조직상) : 저자는 ENG 등을 사용해 어지럼

증 환자의 병인을 찾는 병태생리학자, 광의의 신경학도로서, 『형태학에 관한 한 문맹』이다. 많은 이야기를 하기보다는 그림 4-7을 보여드리고 싶다. 당뇨 환자에서의 내이와우 혈관조의 극적인 변성이 관찰된다.

- 이 혈관조의 세동맥은 출혈이나 혈관신생 등의 에피소드를 반복한 결과, 혈관벽의 비후를 초래하였으며(그림 4-7a), 혈류부전으로 인해 그림 4-7b와 같은 혈관조 위축에 빠져, 회복불능의 내림프 생성이상, 즉 난청 악화와 어지럼증 발작의 반복이 발생한 것으로 추정된다.(이 그림은 이비인후과 의사들도 보기 힘든 것이다.)
- 표 4-6에 요약 정리하였다.

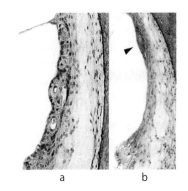

그림 4-7. 혈관조의 혈관변화(a)와 위축(b의 화살표)
[Fukushima H, Paparella MM, et al: The Effects of Type I Diabetes Mellitus on the Cochlear Structure and Vasculature in Human Tmporal Bones. The Resgistry (National Temporal Bone Registry) 12 : 3-7, 2004에서 인용]

표 4-6. 요약 정리

1. 2008년 어지럼증 발작으로 부축상태로 내원한 환자 8례에 대하여 혈당 변동 등을 관찰하였다.(남성 4례, 여성 4례, 평균연령 50.0세)
2. 모두 내이에서 기인한 어지럼증이었으나, 혈당치 이상이 63%에서 확인되었다.
3. 당초 급격한 청력저하와 어지럼증 발작으로 돌발성 난청으로 진단된 2 증례는 이후 메니에르병으로 진단이 변경되었으며, 위에서 예시한 바와 같다.
4. 혈당치와 청력·어지럼증의 변동을 추적하였으며, 특히 망막, 신사구체에 더해, 내이혈관조에 대한 당뇨병변도 부가하였다.

신경질환(주로 파킨슨병)과 어지럼증

출전

본 내용은 [신경내과적인 진단이 필요한 어지럼증 환자의 특징에 대하여. 에도카와(江戸川) 의학회지 25: 34-41, 2008]를 수정하여 실은 것이다.

요점

- 어지럼증 환자는 결과적으로 90%이상 내이성이다. 하지만 내이성으로 보이는 어지럼증이라도 상세한 문진과 검사를 해 보면, 그 질환상은 복합적이거나, 또는 신경과나 신경외과적인 진단이 필요한 증례, 심지어 정신과적 진료가 필요한 증례도 있다.(가면 우울증 등)
- 여기서는 1년간 어지럼증으로 검사를 받았던 환자(572명) 가운데 신경과적 진단을 요했던 15례(2.6%, 주로 파킨슨병)를 종합적으로 관찰하고, 그 특징에 대해서 검토하기로 한다.

대상

- 1년간 어지럼증으로 본원을 방문한 환자(527례) 중 15례(2.6%)의 연령은 17~79세(평균 66세)에 걸쳐 있었으며, 남성 5명, 여성 10명이었다.
- 전례에 있어 상세한 문진, 측두골 CT를 포함한 영상진단, 표준 단순음청력검사, 평형기능검사 스크리닝 및 ENG를 이용한 정밀평형기능검사를 통해 진단하였으며, 신경과적인 진료를 의뢰한 것은 물론이다.

결과

- 증례의 프로필: 이하의 도표를 참조하기 바란다. 제시한 증례 15례를 종합하여 그 특징을 살피기로 한다. 표 4-7에 정리한 것은 이비인후과적인 진단과 그 의뢰이유 및 신경과적 진단명, 증상과 검사소견의 정리로서, 이런 대비(對比)는 대단히 흥미롭다.
- 표 4-7에서 두 임상과의 진단이 내려진 것은, 적어도 해당 환자가 이비인후과 단독으로 대응할 수 있는 어지럼증이 아니라고 판단되었기 때문이다.(예를

표 4-7. 신경과적 질환의 증례

증례	연령(세)	성별	이비인후과적 진단	신경과에 의뢰한 이유	신경과적 진단	어지럼증		신경과적 증상					ENG 소견		
						V	D	실조 (ataxia)	tremor	저림	구음 장애	복시	안진	ETT	OKN
1	76	남	좌측 소뇌실조+OD		P.S	+	+	+	+	−	−	+	+	+	+
2	75	여	좌측 전정신경염	보행실조	P.D	+	−	+	−	−	−	+	+	+	−
3	71	여	OPCA		경색(infarction, mid. cerebellar peduncle, lt.)	+	+	+	−	−	+	+	+	+	+
4	74	여	좌측소뇌·뇌간		P.D+우울	−	+	+	+	−	−	+	+	+	+
5	53	여	우측 두위성 어지럼증+OD	자가기립 탈 수 없음	약제성 P.D	+	+	+	−	−	−	+	±	−	−
6	17	여	좌측 내이성	경련(의식)	저림탐	−	+	−	−	−	−	±	−	−	−
7	62	남	뇌간·소뇌	경련(의식)	OPCA	−	+	++	−	−	−	−	−	++	++
8	55	남	소뇌실조(?)+OD	연하장애	P.S	−	+	++	++	−	++	+	±	−	±
9	78	남	OD	좌측 상하지 마비	경색(infarction, tegmentum of the upper pons, lt.)	−	±	++	+	−	++	+	++	++	++
10	68	여	좌측 메니에르병 수 술(후)	떨림	essential tremor	−	+	−	+	−	−	−	−	−	−
11	79	여	소뇌·뇌간	얼음 씹듯거림	essential tremor	−	+	+	+	−	−	−	+	−	+
12	73	여	우측 내이성+OD	머리 떨림	orolingual dyskinesia	−	+	−	+	−	++	−	+	−	−
13	62	남	좌측 내이성+OD	보행실조	OPCA 초기	−	+	+	+	−	−	−	+	±	±
14	72	여	좌측 돌발성난청	떨림	P.S	−	+	−	++	−	−	−	+	−	+
15	70	여	좌측 돌발성 미로염	종종 걸음	P.S	−	+	+	−	−	−	−	−	−	−

뇌간·소뇌 : ENG 검사에서 그 기능부전이 의심된 증례

141

들면, 증례 10은 저자가 내림프낭 개방술을 시행한 「메니에르병 확실례」였지만, 수술후 오랜 추적관찰중 진전(tremor)과 우울 경향이 관찰되었다)

- 따라서 표 4-7에는 애초에 중추성임이 명백했던 증례부터, 처음에는 말초성 어지럼증이었지만 그것만으로는 환자의 「증상」을 설명할 수 없었기에 신경과적 진료를 의뢰했던 증례까지 포함되어 있다. 표의 「의뢰이유」 컬럼에 주목하기 바란다.

- 결국 결론은 무엇인가. 이에 대해서는 신경과적 진단란에 정리하였다. 표에서 P는 Parkinson의 약자로, P.D는 「파킨슨병」, P.S는 「파킨슨 증후군」을 가리킨다. OPCA는 「척수소뇌변성증」(olivo-ponto-cerebellar atrophy)를 가리킨다.

- 이 신경과적 진단 부분을 알기 쉽게 편집한 것이 그림 4-8로서, 요약하자면, 파킨슨 증후군, 파킨슨병 및 약제성 파킨슨병을 포함하는 「파킨슨 그룹」이 7례(47%)로 가장 많았다. 여기에 「본태성 진전(essential tremor)」과 「oro-lingual dyskinesia」(3례)까지 포함하면 떨림(tremor)을 포함하는 증례(그림 4-8의 푸른색)는 10례(67%)로 2/3에 상당함을 알 수 있다.

- 타 부위의 경색이나 변성(OPCA)은 각 2례로 총 27%였으며, 경련(간질)을 의심하여 의뢰했던 젊은 여성 1례는 저혈압뿐인 것으로 진단되었다.

- 증상과 검사결과의 정리를 그림 4-9에 요약하였다.

- 그림으로 설명하자면, 메니에르병이나 두위성 어지럼증과 같이 격심한 회전성 어지럼증(V, vertigo)이 아니라, 비회전성 어지럼증(D, dizziness)이 87%였다. 다시 말해, vertigo 환자군(V)에 비해 dizziness 환자군(D)에 이런 환자들이 숨어 있다는 것이다.

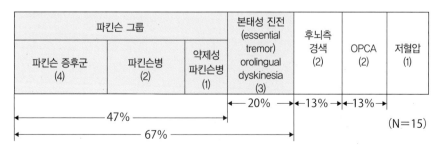

그림 4-8. 신경과적 진단

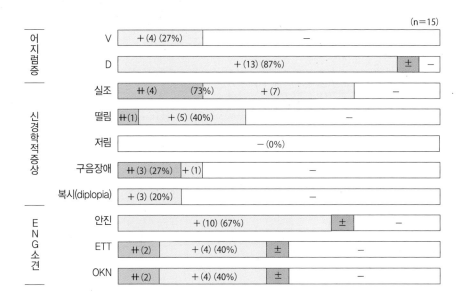

그림 4-9. 증상과 소견 (례수)

- D는 물론 「어지럼증」을 주소로 내원한 환자에서 당연한 것이지만, 자세히 문진하면, 그림 4-9의 「신경학적 증상」 항목과 같은 다양한 증상을 확인할 수 있다. 그 중에서 실조(ataxia)는 일반적으로 "ataxic gait"로 일괄해 다루지만, 거기에는 「소뇌성 실조」와 파킨슨병의 "frozen gait" 등도 포함되어 있으며, 위 표에 의하면 신경학적 증상 가운데 가장 흔하게 나타났다.(73%) 요약하자면, 어지럼증 환자는 「진찰실에 들어오는 순간부터 밖으로 나갈 때까지」 면밀히 관찰해야 하는 것이다.

- 「구음장애」와 「복시」까지 존재한다면, 이미 「이비인후과」적인 범위를 넘어선 것이다. 하지만, 우리와 같은 「어지럼증 전문의」들은 환자의 얼굴에 전극을 붙여서 ENG(electronystagmograph, 전기안진도)를 평형기능검사를 이용해 시행한다.

- 평형기능검사의 기본원칙을 한 마디로 말하자면, 「귀의 문제냐, 뇌의 문제냐, 아니면 그 밖의 문제냐」를 가늠하는 것이다.

- ENG를 통해 평형실조로 인한 안진을 기록할 수 있으며, optico-oculomotor tract의 반사를 검사하는 ETT(eye-tracking test)나 OKN(optokinetic nystagmus)를 체크하는 것이 가능해졌다. 그림 4-9의 ENG 항목에서, 「안

진」은 내이성 어지럼증이든 중추성 어지럼증이든 모두 가능하지만, ETT나 OKN에서 이상이 보이는 것은 드문 경우로, 「내이성이 아님」을 확신케 하는 소견이다.

- 아래에 실제 ENG 기록을 예시한다. 그림 4-10(증례1)은 정상적으로 사인파(sine curve)를 보여야 하는 ETT 원파형(原波形)에서 크고 거친 saccadic curve를 보이며, OKN에서는 「왼쪽으로 hyper」 상태이다. 참고로 글자쓰기 검사에서는 눈을 감은 상태에서 micrographia(글자가 작아짐) 및 ataxia(실조성 문자)가 관찰되었다. 이 정도면 이미 이비인후과적 범위를 넘어선 것이다.

- 그림 4-11은 실조성 보행과 심한 떨림을 보였던 증례로, 진단은 파킨슨병과 우울증이었다. 크고 거친 saccadic ETT 소견은 소뇌형으로 분류되었으며, OKP는 normal로 discrepancy(불일치)가 관찰되었다. 하지만 안진도에서와 같이 이렇게 단시간에 방향이 변화하는(방향변환성) 안진이 관찰되는 경우는 역시나 중추성을 시사한다.

- 그림 4-12의 증례 7은 소뇌성 실조가 심한 환자로, ETT 역시 크고 거친 saccadic wave로 「소뇌형」에 해당하며, OKP도 "poor"한 「빗살무늬 패턴」이다. 주목할 점은, 2점교호주시(2개의 표지를 빠른 속도로 번갈아 주시하는

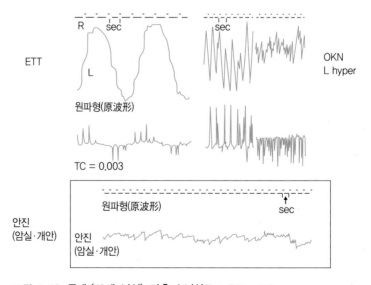

그림 4-10. 증례1(76세, 남성) :좌측 소뇌실조 + OD → P.S

검사)에서 "dysmetria"로 인한 saccade action이 있으며, 측방주시에서도 "gaze nystagmus"(주시안진)를 보이고 있어 확실한 중추성 소견이라는 사실이다.

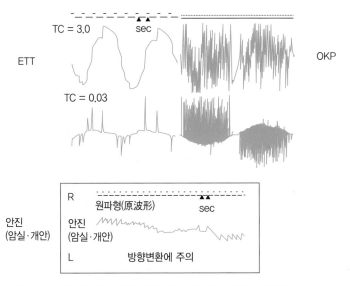

그림 4-11. 증례4(74세, 여성) :좌측 소뇌+뇌간 → P.S + 우울증

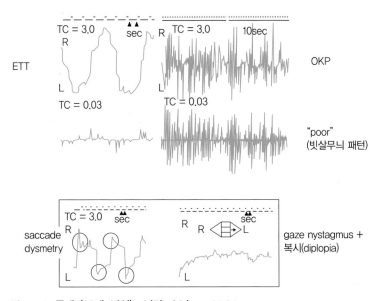

그림 4-12. 증례7(62세, 남성) : 뇌간·소뇌 → OPCA

- 신경과적 진단을 요하는 어지럼증 환자들 가운데, 내이성(메니에르병, 기타) 어지럼증 환자(V)는 적으며(27%), 비회전성 어지럼증(D=dizziness)이 87% 였다. 그 중에는 중추성인 경우도 포함되어 있다.

- 또한 1년간 총 527례(어지럼증 검사를 받은 환자) 가운데, 신경과적 진찰을 요하는 15례(2.6%)가 존재하였다.

- 이 2.6%(약 3%)라는 수치가 많은 것이냐, 적은 것이냐를 논하자면, 「그래도 100명 중에 3명은 이런 질환들이 포함되어 있으니 주의가 필요하다!」라는 정도가 아닐까.

- 본 항목에서 「파킨슨 그룹」에 포함된 증례는 ①중뇌 흑질(substantia nigra)의 변성에 의한 「파킨슨 병(Parkinson disease : P.D)」, ②증후군성 파킨스니즘(파킨슨 증후군), ③약제성 P.D로 분류되며, 상세한 내용은 표 4-8에 정리하였다.

- 표4-8과 같이, P.D와 관련된 주변질환으로서의 「파킨슨 증후군」 중에는 실로 「뇌 전체」에 일어나는 현상을 파노라마적으로 추정, 진단, 검증해 나가는 극히 복잡한 진단 프로세스를 요하는 경우가 많다. 그 중에서도 「약제성 P.D」 등에 는 주의 깊은 모니터링이 필요하다. 특히 고령자에서 sulpride 제제를 장기간 에 걸쳐 사용하다가 진전(tremor)를 만들지 않도록 주의해야 한다.

- 한 마디로 요약하자면, 「어지럼증」으로 내원한 환자를 조사해 보면 2.6%에서 「신경과 환자」가 있으며, 각 증례마다 개별적이고 구체적인 대응이 필요하다.

표 4-8. 증후군성 파킨스니즘(Parkinson's syndrome)의 원인

a. 증후군성 파킨스니즘(Parkinson's syndrome)의 원인

혈관성

Binswanger형 백질뇌증

Lacunar state

약물형(b를 참조)

뇌염후 파킨스니즘

망간 중독

일부 뇌종양(대형 전두엽 종양)

정상 수두압증의 일부

Wilson병의 일부

파킨슨병 이외의 변성질환
- 선조체흑질변성증(striatonigral degeneration)
- 진행성 핵상마비 (progressive supranuclear palsy, PSP)
- Shy-Drager 증후군
- Huntington병(경직형)
- OPCA(Olivopontocerebellar atrophy)의 일부

b. 파킨스니즘을 유발하는 약물

Phenothiazine계   약물

Butyrophenone계 약물

Benzamide 유도체의 일부
- tiapride
- sulpride
- clebopride
- metoclopromide

칼슘 채널 차단제
- flunarizine

篠原幸人, 水野美邦(편) : 脳神経疾患のみかたABC.日本医師会雑誌(臨増)110(5) : 273, 1993에서 인용

정신증상·자율신경실조증을 동반한 어지럼증

출전

본 내용은 [Psychosomatic한 증상을 보이는 어지럼증 환자의 특징. 에도카와(江戸川) 의학회지 21: 35-48, 2004]를 수정하여 실은 것이다.

요점

- 본원에서는 어지럼증을 주소로 내원한 환자에 대해서, 초진 스크리닝 후에 ENG(전기안진도)를 사용해 정밀평형기능검사나 Schellong 테스트를 시행하고 있다.
- 이 때 상세한 문진을 해보면, 그 가운데 정신과 진료를 받고 있거나, 불면, 거식증, 공황장애, 폐쇄공포증 등, psychosomatic한 증상을 호소하는 일군의 환자들이 존재한다. 이들의 특징을 분석해 논하기로 한다.

대상

- 2003년 7~10월까지 4개월간 어지럼증을 주소로 본원을 방문하여, ENG를 중심으로 한 정밀평형기능검사를 받은 모집단 236명(남 60명, 여 176명 = 1:3)을 대상으로 정신과나 신경과 진료를 받은 과거력이 있거나, 또는 이 진료과목의 진단을 받은 적이 있는 환자를 추출하였다.

결과

- 해당환자는 16명으로, 모집단의 7%에 상당하였다. 표 4-9, 10에 결과를 정리하였다.
- 연령은 21~57세(평균 37.4세), 남녀비는 1:15로 대부분 여성이었다. 환자군과 모집단의 연령별, 성별분포를 그림 4-13, 14에 도시하였다. 모집단의 피크는 60대 여성이지만, 환자군은 20~30대 여성이 가장 비율이 높았다.
- 증상의 상세는 그림 4-15에 저리하였다.
- 일반적으로 어지럼증은 「회전성 어지럼증」과 「비회전성 어지럼증」으로 크게 나눌 수 있는데, 대학병원이든 일차 외래든 그 비율은 일정하게 60% vs

40%가 보통이다.

- 본 환자군에서는 각각 양성율이 38% vs 100%로 비회전성 어지럼증이 압도적인 다수를 점하는 특징을 보였다. 이에 대해서는 후술하겠지만, 「OD(orthostatic dysregulation : 기립성조절장애(저혈압))」 진단률이 극히 높았다는 사실과 관련이 있다.

- 와우증상이나 구역감의 비율은 그리 높지 않았지만, 그림 4-9, 15의 「그 밖의 증상」들은 흔히 관찰되었으며, 특히 두통이 많았던 점이 특징적이라 하겠다.

표 4-9. 증례

증례	연령 (세)	성별	이비인후과적 증상				그 밖의 증상		
			회전성 어지럼증	비회전성 어지럼증	와우증상	구역감	스트레스	두통	불면
1	37	여	+	+	−	−	++	+	+
2	31	여	−	+	−	+	+	−	+
3	57	여	+	+	−	−	+	−	−
4	53	여	−	+	−	+	−	−	+
5	21	여	−	+	+	−	−	+	+
6	26	여	−	+	−	+	−	+	++
7	56	여	+	+	+	−	−	+	−
8	30	여	−	+	+	−	+	+	+
9	28	여	−	+	−	−	++	+	−
10	30	여	+	+	−	−	+	+	−
11	29	여	−	+	−	−	+	+	−
12	32	여	−	+	−	−	−	++	−
13	57	남	−	+	+	+	−	+	+
14	22	여	−	+	+	+	+	+	+
15	48	여	+	+	−	−	+	+	−
16	42	여	+	+	+	+	+	+	+
	37.4	15:1	+38%	+100%	+38%	+44%	+69%	+81%	+56%

표 4-10. 진단과 합병증 등

증례	본원 진단		타과 진료 또는 진단	다이어트 (식이조절)	합병증
	내이성, 기타	OD			
1		OD	정신과	−	
2		OD	정신과	++	거식증
3		OD	정신과	−	심비대
4		OD	과환기증후군	−	원형탈모증
5	내이성	OD	이명으로 인한 불면	−	
6		OD	정신과	−	과민성 대장증
7	두위성	OD	정신과	−	
8	메니에르병	OD	정신과	−	천식
9	내이성	OD	멘탈 클리닉	−	부정맥
10	내이성		정신과	−	
11	내이성	OD	과환기증후군	−	난소종양
12	내이성		신경과	−	저혈압
13	내이성	OD	정신과	−	부정맥
14	내이성	OD	공황장애	−	척추측만증
15	내이성	OD	불안신경증	−	과환기증후군
16	메니에르병	OD	불안신경증	−	
	69%	88%			69%

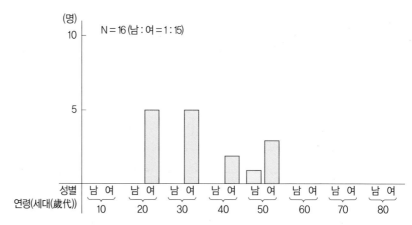

그림 4-13. 해당 환자군의 연령 및 성별

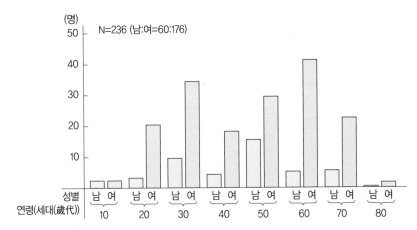

그림 4-14. 해당 환자군의 연령 및 성별(2003년 7~10월)

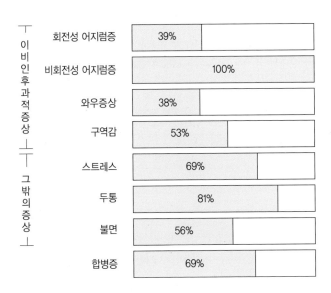

그림 4-15. 증상과 합병증 비율

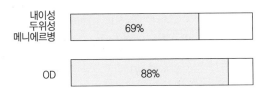

그림 4-16. 본원 진단

- 어지럼증 클리닉에서 「진단」의 카테고리를 2개로 분류하여 비교하자면, 그림 4-16과 같이 OD의 돌출이 두드러지는 것이 특징적이다.
- 모집
- 다이어트(체중감량 목적의 식이조절) 항목을 표 4-10과 같이 설정한 것은, 상당히 높은 비율에서 해당사항이 존재하지 않을까 하는 예상에서 비롯된 것이지만, 실제 의무기록에서 확인된 것은 1례(증례 2)뿐이었다.

▶ 고찰

- 2003년 7~10월에 걸친 4개월간이지만, 모집단 236명이라면 충분하다고 할 수 있을 것이다. 그 기간 동안에 본 환자군은 16례, 즉 7% 존재하였다. 꽤나 자주 접하는 청신경종양례는 이 기간 동안 전무하였다.
- 이 7%라는 수치는 결코 무시할 수 없는 비율이 아니다.
- 조금 과장하자면, 「psychomatic한 비특이적 주소를 가진, 특히 젊은 여성 환자가 여기저기 병원을 돌아다닌 끝에 『어지럼증 클리닉』에 도착했는데, 수치로는 무려 7%에 달했다」는 정도로 이해하면 어떨까.
- 「내이 vs. 중추」라는 2차원적인 진단 어프로치로는 이런 부류의 환자들을 놓칠 수밖에 없다. 어지럼증의 복잡성을 감안하여, 그 배경에까지 서치라이트를 비추지 않으면 이런 카테고리의 환자들을 찾아낼 수 없을 것이다.
- 특징적인 점을 논하자면, 당초 예상되었던 40대 갱년기 여성이나, 50~60대 남성의 초로(初老) 우울증과 같은 population은 거의 없었으며, 20~30대 여성에서 피크를 보였다는 사실이다. 기혼, 미혼을 체크하지 않았던 점은 유감이지만, 최근의 만혼(晩婚), 자녀수의 감소경향을 고려하면 독신 여성이 많을 것으로 추정된다.
- 그렇지만, 이런 비특이적인 증상을 호소한 여성들은 사소하게 여기저기 진료소를 찾아다닌다는 인상을 받았다. 남편이나 자녀에게 속박된 여성은 자유롭지 않은 생활 때문에 이런 증상을 참고 사는 것인가 라고 생각하면 지나친 것일까.
- 결과에서 언급했다시피, 회전성 어지럼증과 비회전성 어지럼증의 비율은 60% vs. 40%가 보통이다. 시기를 달리하며 2가지를 모두 호소한 환자도 카운트하

였기 때문에 비율이 동일하지는 않지만, 그렇다고 하더라도 회전성 어지럼증 38%에 대해 비회전성 어지럼증이 100%라는 점은 주목할 가치가 있다.

- 「어지럼증」이라는 증상에 한정하면, 가령 메니에르병과 같은 격심한 회전성 어지럼증 발작이 관해되는 과정에서 비회전성 어지럼증으로 이행하는 프로세스가 아니라, 비특이적 증상의 일부인 「비회전성 어지럼증」이라고 해석해야 할 것이다. 실제 「내이성 어지럼증」의 진단도 같이 받았던 증례는 69%였지만, 명백한 회전성 어지럼증을 호소한 증례는 4례(25%)에 불과했다.

- 본원에서는 어지럼증 환자에 대해 전례 Schellong 테스트를 시행하고 있다. 이 테스트는 교감신경의 과긴장 상태를 혈압 측정을 통해 확인하는 것으로, 상당히 높은 비율에서 양성 반응을 확인할 수 있어(표 4-11의 1996년 자료에서는 내이성 어지럼증 등의 합병증도 포함해서 333례 중 80례 : 약 24%), 어지럼증의 소인추정에 있어 중요한 실마리가 되는 검사라 할 수 있다. 즉, 환자에게 설명할 때 「당신은 자율신경실조증에 의한 어지럼증입니다」라고 말할 수 있는 것이다.

- 결론을 내리자면, 비특이적 증상으로 방황하는 여성들의 병태는 자율신경실조증이며, 더 깊이 들어가면, 가면우울증이 그 안에 숨어있다고 할 수 있을 것이다. 또한 그림 4-15에서 보다시피 그 밖의 증상(=비특이적 증상)도 상당이 많아서, 발병과의 인과관계에서 깊이 관련되어 있다고 추정할 수 있을 것이다.

표 4-11. 1996년 1년간 ENG 검사를 받은 어지럼증 환자의 총수(333명)

	여성	남성	합계
내이성 어지럼증	89	38	127
내이성 어지럼증, 자율신경실조증	38	14	52
메니에르병	29	14	43
두위성 어지럼증	16	12	28
중추성 어지럼증	9	4	13
자율신경실조증	10	1	11
두위성 어지럼증, 자율신경실조증	6	4	10
속발성 미로염	3	4	7
메니에르병, 자율신경실조증	7	0	7
기타	22	13	35

- 이상의 요점을 표4–12에 정리해 보았다.

표 4–12. 정신증상을 보인 어지럼증 환자의 특징

1. 모집단의 7%에서 존재함
2. 대부분이 여성임(15:1)
3. 20대, 30대가 많음
4. 비회전성 어지럼증이 100%라는 점
5. 내이에서 유래한 어지럼증 69%와 비교해, 자율신경실조를 동반한 비율이(무려 88%에 달한다는 점)
6. 스트레스(69%), 두통(81%), 불면(56%) 등, 비특이적 호소가 많음
7. 기타 합병증(69%)도 많다는 점(표4–10)
8. 병태의 복잡성을 납득시킬 필요가 있음

어지럼증의 진단과 치료
중추성 어지럼증 :
① 진단이 어려웠던 증례

요점

출전

본 내용은 [진단명이 변경되었던, 진단이 어려운 어지럼증 증례. 에도카와(江戸川) 의학회지 13: 63-66, 1996]를 수정하여 실은 것이다.

- 본 증례는 아마도 대학병원에서라면, 수진 시기에 따라 2개의 다른 진단명을 받아 통계상 별도의 군으로 분류되었으리라 생각된다. 1994년에는 「좌측 내이성 어지럼증」 또는 「말초전정장애」로, 1995년에는 「척추소뇌변성증」으로 분류되었을 것이다.

- 하지만, 제1선 진료기관에서는 환자가 통원치료를 받기 때문에 병태의 경과 관찰이 용이하다. 따라서 처음에는 진단이 애매했던 증례도 차차 정체가 밝혀지게 된다.

- 본 증례는 위험하지 않은 어지럼증이 위험한 어지럼증으로 변화되는 과정을 보여준 귀중한 증례이며, 한편으로 협진연계의 필요성을 보여준 증례라는 점도 강조하고 싶다.

증례

- 환자는 59세 남성으로 1994년 7월 초진하였다. 직업은 부동산회사의 영업사원이었다.(표 4-13, 14)

- 초진 4년전 회전성 어지럼증과 구토로 A대학병원에서 진료를 받고, 처음에는 신경외과로 입원하였다가, 후에 이상이 없음을 확인하고 이비인후과로 전과되었다. 메니에르병은 아니지만, 내이성이라 듣고 퇴원하였다. 이후 수시로 복약하였으나 최근 어지러운 증상이 심해져 검사를 위해 본원을 방문하였다. 물론 이명, 난청과 같은 와우증상은 없었으며, Audiogram에서도 정상범위였다.

표 4–13. 증례

환자 : 59세 남성

초진 : 1994년 7월 하순

주소 : 휘청거림

　　　4년전 회전성 어지럼증 + 구토

　　　A대학병원 (신경외과 → 이비인후과)

　　　이후 수시로 증상(+), 약을 복용했지만 최근 심해져 내원함

　　　와우증상 (–)

표 4–14. 증례의 경과

초진 2일후 : ENG 검사

　　　→ 좌측 내이성 어지럼증 + OD

MRI : 이상 없음 (8월)

이후 월 1∼2회 투약계속

1995년　　5월　휘청거림 심해짐, 보행 불안정, 구음장애 출현

　　　　　6월　ENG 검사

　　　　　6월　MRI : 척수소뇌변성증

　　　　　9월　B대학병원 신경과입원

　　　　　　　(다음해 사망)

- 검사를 시행하였다. X선 사진에서 내이도 확대 소견은 없었다. ENG 검사에서 ETT(그림 4–17)는 다소 불규칙적이었지만, 중추장애 소견보다는 bor-derline 정도의 소견이었으며, OKP는 양호하였다.

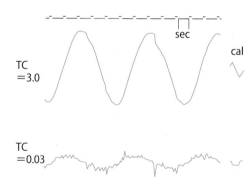

그림 4–17. 시표추적검사(ETT) (1994년 7월)
원활함에 있어 borderline 정도의 소견.

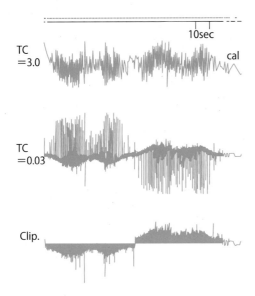

그림 4-18. 시운동성안진검사(OKP) (1994년 7월)
양호한 소견.

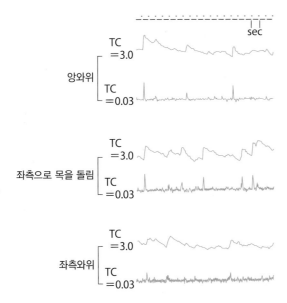

그림 4-19. 두위안진검사 (1994년 7월)
3개의 두위에서 우향(右向) 안진을 확인. 환측은 좌측으로 여겨졌다.

- 두위안진검사(그림 4-19)에서는 3 두위에서 우향(右向) 안진이 있어, 환측은
  좌측인 내이성 어지럼증으로 진단하였다. 또한 Schellong 테스트에서 양성

으로, 기립성조절장애(OD)가 기저에 있는 것으로 판단하였다.

- 한편, 인근 신경외과 선생님께 MRI 체크를 의뢰하여 이상이 없음을 확인하였다.

- 하지만 1995년 5월경부터 휘청거림이 심해지고 보행이 불안정해졌다고 호소하였다. 내원시에 안진을 체크(프렌첼 안경)하였지만, 그다지 명백하게 나타나지 않았다. 주의하여 입실·퇴실시의 보행을 관찰한 바, 운동실조성 보행(ataxic gait)이 있었다. 주의 깊게 들어보니 구음장애도 있었다.(체크법은 제1장 15페이지의 ②를 참조)

- 긴급히 ENG 검사를 시행하였다. 그림 4-20과 같이 ETT는 saccadic 소견으로, 명백한 뇌간장애소견을 보였다. 또한 OKP(그림 4-21) 역시 "poor"한 「빗살무늬 패턴」 소견을 보였으며, 이는 후두개와(posterior cranial fossa)의 장애로 추정되었다.

- 동일한 신경외과에 재차 MRI 체크를 의뢰하였으며, 그림 4-22, 23과 같은 olivo-ponto-cerebellar degeneration(척수소뇌변성증)으로 진단되었다. 이후 B대학병원 신경과에 9월 입원하였으나, 다음해 사망한 증례였다.

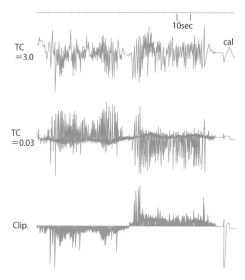

그림 4-21. 시운동성안진검사(OKP) (1995년 6월)
"poor"한 「빗살무늬 패턴」 소견

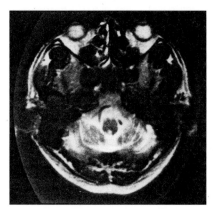

그림 4-22. MRI①(1995년)
뇌간, 소뇌에 명백한 위축이 관찰된다.

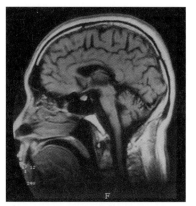

그림 4-23. MRI②(1995년)
측면상에서는 위축이 더욱 분명히 드러
나며, 수액강의 확대가 관찰된다.

고찰

- 본 증례는 초진 4년전 A대학의 신경외과에서는 이상이 없었으며, 1994년 ENG 검사에서 borderline한 ETT 소견을 보였지만 OKP나 MRI는 정상이었기 때문에 초진시 오진의 가능성은 없었던 것으로 사료된다.

- 또한, 실제로 보행장애나 구음장애는 1995년 5월에 처음으로 출현하였으며, 검사소견이나 영상검사도 그에 합당한 olivo-ponto-cerebellar degeneration으로 확진할 수 있었던 증례라고 판단해도 좋다.

- 그렇다면, 1994년의 ENG 소견에 근거한 「좌측 내이성 어지럼증」(+OD)은 어떻게 해석해야 좋을 것인가. 그 진단명이 도출된 것은 명백한 우향성 두위 안진 때문인데, 원인은 내이의 유모세포(hair cell)가 아니라, 당시 이미 전정 핵 자체의 변성이 있었기 때문에 두위안진이 출현한 것이라고 추정하는 편이 합당할 것이다.

- 또한 borderline ETT 소견은 영상에 나타나기 이전에 이미 ENG 검사에서 이상이 시작되고 있었던 것으로 역산(逆算)할 수 있다. 즉, 병태생리학적인 검사법으로서 ENG는 상당히 민감한 검사라고 할 수 있지 않을까.

- 일반적으로 ENG 검사의 ETT나 OKP에서 의심스러운 경우라 해도, 이비인후과 의사 단독으로 「중추성」이라 판정하는 데에는 신중을 기하지 않을 수 없다. 그러나 본 증례와 같이 ENG 검사의 민감도를 믿을 수 있는 경우라면, 환자를 전체적으로 진료하기 위해 경과관찰 및 영상학적 검사에 있어 협진이 필수적일 것으로 사료된다.

중추성 어지럼증 :
② 후미로성(後迷路性) 어지럼증

➡ 요점

- 미로성(迷路性), 즉 내이성 어지럼증 증례는 메니에르병, 돌발성 난청, BPPV, 속발성 미로염, 또는 이 가운데 어느 하나에는 속하지 않지만 중추성 이 아니라고 생각되는 「내이성 어지럼증」 등으로서, 본원을 방문하는 어지럼증 환자의 대부분을 차지한다.

- 하지만 그렇다고 해서 무심코 「내이성 어지럼증」으로 진단했다가는 큰 실수를 범할 수 있다. 약 10% 전후로 내이(=미로)보다 더 중추측, 즉 「후미로성(後迷路性)」 어지럼증 환자가 숨어있기 때문이다. 여기서는 그 대표적인 2 증례를 제시한다.

➡ 출전

본 내용은 [후미로성(後迷路性) 어지럼증의 증례 몇 가지. 에도카와(江戸川) 의학회지 13: 63–66, 1996]를 수정하여 실은 것이다.

➡ 증례 1

- 표 4–15에 요약한 증례의 초기증상은 이명(tinnitus)이었다. 실제로 청신경종양의 95%는 이명으로 시작한다. 청력검사에서 중~고음역에서 쐐기파형의 audiogram이 나타나면 「수상한」 소견이다. 3차원 CT 도입 이전인 1996년 본원의 내이도단층영상이라 화질은 그리 좋지 않은데, 왼쪽과 비교할 때 오른쪽에 다소 확대경향이 있지만, 명백한 골결손(erosion)은 관찰되지 않는다.(그림 4–24)

- 평형기능검사(ENG에 의함)에 있어서도, 시표추적검사(ETT:eye tracking test) 정상, 시운동성안진검사(OKP:optokinetic pattern test)도 모두 정상. 다만, 눈을 감은 상태에서 좌향(左向) 두위안진이 관찰되었으며(그림 4–25), 이것이 「밸런스를 잡기 어렵다」는 호소를 뒷받침하는 유일한 소견이었다.

표 4-15. 증례1의 증상 요약

환자 : 37세 남성	
초진 : 1996년 9월 초순	
주소 : 우측 이명, 난청, 어딘지 균형을 잡기 힘듦	
현병력 : 1년 전부터 오른쪽에 이명(+). 반 년 전부터 조금씩 난청을 자각했다.	
최근 직장의 건강검진에서 가벼운 난청을 지적받음.	
최근 골프 등에서 약간 밸런스가 좋지 않다고 함.	
두통(-), 복시(-), 어깨결림(+), 멀미(-)	
과거력 : 급성간염(20세), 10년전 추돌사고	
청력 : 1,000, 4,000, 8,000Hz에서 약간의 저하	
내이도 단층 : 확대(+)	

- 신속히 인근 신경외과병원에서 MRI를 촬영한 결과, 그림 4-26과 같은 우측

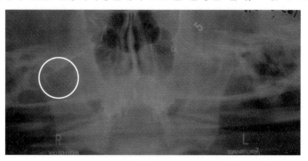

그림 4-24. 증례1의 내이도단층사진
원 안으로 약간의 확대경향이 관찰된다.

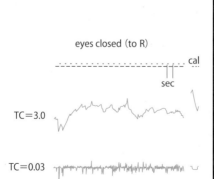

그림 4-25. 증례 1의 두위안진(좌향)

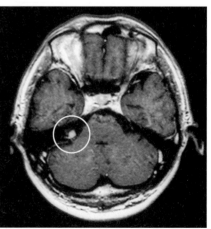

그림 4-26. 증례 1의 "ear tumor"(MRI)

내이도내의 "ear tumor", 즉 내이도내 청신경종양이 발견되었다. 환자는 요코하마의 대학병원에서 감마나이프로 비침습적 수술을 받았으며, 이후 난청이나 안면신경마비와 같은 합병증도 발생하지 않았다.

증례 2

- ataxic한 느낌을 주는 25세 여성 환자로, 양측 내이성 또는 소뇌성 병변을 의심케 하는 「세로로 회전하는 어지럼증」이라는 주소로 내원하였다.
- 추가적으로 「걸을 때 한 지점밖에 보이지 않는다」라는 streptomycin 중독 환자의 Jumbling현상과 유사한 호소도 있었다.
- ENG 검사에서는, 우선 ETT에서 소뇌형의 크고 거친 saccadic 파형을 보였다.(그림 4-27) 또한 OKP에서도 마찬가지로 「빗살무늬」상의 "poor" 패턴(소뇌형)을 보였다.(그림 4-28) 두위안진에서는 「방향변환성」의 supratentorial 병변이 의심스러운 소견도 있었다.(그림 4-29) 글자쓰기 검사에서는 25세의 젊은 나이를 고려할 때, 명백한 ataxia 소견이 있었다.
- 신속히 인근 신경외과병원에 입원·정밀검사를 의뢰한 결과, 「유기용제 중독」이라는 보고를 받았다. 본원에서는 ENG 검사와 함께 최선의 문진을 위해 노력하고 있지만, 소위 십대 시절의 "본드 흡입" 병력까지는 잡아내지 못했다.
- MRI에서는 천막위(supratentorial) 대뇌전체에 걸친 회백질의 위축(그림 4-30)과 후두개와의 뇌간·소뇌(특히 소뇌)에 심한 위축이 관찰되었다.(그림 4-31)

표 4-16. 증례2의 증상 요약

환자 : 25세 여성
초진 : 1995년 12월 초순
주소 : 세로로 회전하는 양상의 어지럼증과 구토
현병력 : 9월 하순경 아기를 목욕시키다 어지럼증 경험
구역감(+), 걸을 때 한 지점밖에 보이지 않는다.
복시(−), 저림(−), 두통(−), 글자쓰기 어려움(+)
청력 : 정상
ENG 검사에서는 후두개와의 장애를 의심케 하는 소견
MRI : 대뇌회백질의 위축, 후두개와의 미만성위축

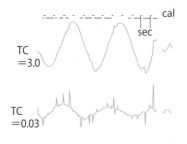

그림 4-27. 증례 2의 ETT : 소뇌형

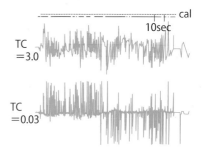

그림 4-28. 증례 2의 OKP : 「빗살무늬」형
= 소뇌형

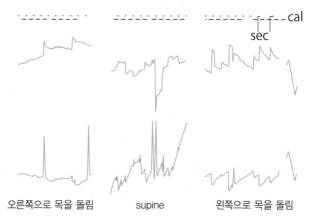

오른쪽으로 목을 돌림   supine   왼쪽으로 목을 돌림

그림 4-29. 증례2의 두위안진 : 「방향변환성」 (supratentorial)

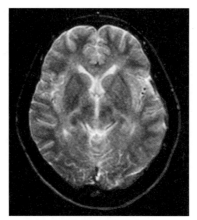

그림 4-30. 증례 2의 MRI
대뇌 회백질의 위축이 관찰된다.

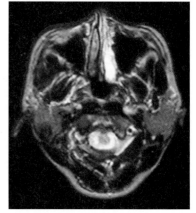

그림 4-31. 증례 2의 MRI
특히 소뇌의 위축이 관찰된다.

⇨ 고찰

- 이상의 2 증례는 모두 이비인후과 영역에서 단독으로 처리할 수 있는 종류가 아니다. 본원을 방문하는 환자의 80~90%는 내이성 원인에 의한 것이지만, 그 중 10%정도에서 위와 같이 내이(미로)보다 중추측, 즉 「후미로성」 어지럼증의 증례가 존재하는 것도 사실이다.

- 증례 1은 다행히도 청신경종양을 "ear tumor"의 단계에서 발견하여, 결국 「개두술을 하지 않고」 넘긴 증례였다. 즉, 청신경종양 가운데 "ear tumor"의 전형적인 예로서 「감마나이프」가 효과적인 예였다.

- 증례 2는 젊은 연령임에도 다채로운 증상과 소견을 보여, 모종의 변성질환, 또는 혹시 유전성인가 라고까지 생각되는 예였다. 하지만, 원인은 「유기용제 중독(신나 흡입)」에 의한 것이었다. 이 부분은 외래의 문진·검사에서는 파악할 수 없었으며, 역시나 입원이라는 시간적 경과중에 판명된 것이다.

어지럼증의 진단과 치료

경추성 어지럼증과 하향안진
(Downbeat nystagmus : DBN)

출전

본 내용은 [경수(cervical cord)에서 압박흔적을 보이는 어지럼증 환자에서 관찰되는 하향안진(downbeat nystagmus : DBN), 에도카와(江戸川) 의학회지 13: 63-66, 1996]를 수정하여 실은 것이다.

요점

- 하향안진(downbeat nystagmus : DBN)에 대해서는 일반적·교과서적으로 다음과 같이 기술된 경우가 많다. 또한 실제로 그러한 증례가 많은 것도 사실이다.

- 즉, 「제1안위(정면시)에서 자발성으로 DBN이 관찰되는 질환으로는 Arnold-Chiari 기형과 같은 대후두공 부근의 병변, 척수소뇌변성증, 다발성경화증, 하부뇌간의 병변 등이 많다. 그 원인부위는 소뇌 충부(vermis)라는 설이 유력하지만, 하부뇌간(뇌교, 연수)의 관여 역시 부정할 수 없다」고 한다.[1, 2]

- 본원에서는 연간 500례 이상의 ENG 검사를 시행하고 있으며, 영상학적 검사는 대부분 인근 신경외과병원에 의뢰하고 있다. 영상검사에서는 후두개공뿐만 아니라, 경수(cervical cord)의 영상도 대부분 함께 확인되는데, 그 중에는 후두개공에는 이상이 없이 경수에 압박흔적만을 보이는 증례도 있다. 그리고 이러한 증례들에서 상당한 빈도로 DBN이 기록됨을 확인할 수 있었기에 이하에 증례들을 정리하였다.

증례

- 약 1년간의 ENG 검사기록(500례 이상) 가운데 명백한 DBN이 관찰되었던 증례는 14례(3%)였다.(표 4-17)

표 4-17. 하향안진 증례

증례	연령(세)	성별	영상 소견·증상 등
1*	52	여	C5/6의 추간판탈출(K 정형외과)
2	43	남	neuro-vascular compression(NVC), oscillopsia
3	59	여	cervical stenosis

4	36	여	폐쇄공포증으로 인해 MRI(−), CT는 이상 없음.
5	27	여	C4/5~C5/6에 압박흔적
6	69	여	퇴행성척추증(C3~7)
7	70	여	C5~7 spinal canal stenosis
8	41	여	경추성두통(cervicogenic headache, eperisone에 반응), 영상학적인 이상은 없음.
9	64	여	spinal canal stenosis (++)
10	63	남	diffuse narrow canal
11*	74	여	Whiplash injury, 영상은 없음.
12*	72	남	경추 추간판탈출(오른쪽 손발의 굳어짐)
13	64	남	r−PV + 경추성 어지럼증, C5/6의 경증 추간판탈출
14	49	여	hyperlordosis, 전굴시 협소화

*인근 신경외과병원 외의 타 의료기관에 의뢰

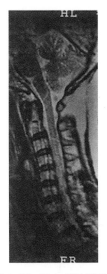

그림 4−32. 표 4−17의 증례 3 (경수 MRI)
59세 여성, C3/4, C4/5, C5/6에 협착이 있다.

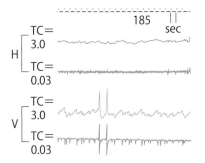

그림 4−33. 표 4−17의 증례 3에서 관찰된
하향안진
H : 수평유도, V : 수직유도 (이하 동일)

- 표4−17의 「경수에 압박흔적이 있는 DBN」 (증례3)을 제시한다. 주소는 물론 어지럼증이었으나, 그림 4−32에서 보다시피 명백한 압박흔적이 3개소에 확인된다. 후두개와의 기능을 보는 ETT나 OKP는 완전히 정상이었던 점에 반해, 명백한 DBN이 관찰되었다.(그림 4−33)

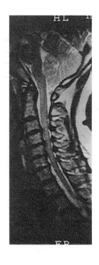

그림 4-34. 표 4-17의 증례 6 (경수 MRI)
69세 여성. C3~7에 경수압박흔적이 보인다.

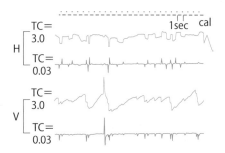

그림 4-33. 표 4-17의 증례 6에서 관찰된 하향안진
69세 여성. 상당히 큰 대타성(大打性) 안진.

- 표 4-17의 증례 6(69세 여성) 역시 어지럼증을 주소로 내원하였으며, ETT 나 OKN과 같은 후두개와내의 병변을 시사하는 안운동계의 이상은 관찰되지 않았으나, 그림 4-34에서 보다시피 C3~7의 「퇴행성경추증」으로 인한 경수압박이 명백하게 확인되었다.

![고찰]

- 이미 「요점」에서 서술한 바와 같이, 일반적으로 DBN의 원인은 표 4-18과 같다. 위에서 다룬 「경수에 압박흔적이 있는 DBN」은 표 4-18의 기타 6례에 포함되는 것일지도 모르겠다.
- 하지만 본원에서 1년간 DBN 증례를 정리한 결과, 13/14는 "extra-cranial"로서 경추(수)에서 유래함을 확인할 수 있었다.
- 신경해부학서를 참고하자면, 소뇌(cerebellum)로의 척수상행로, 즉 ①spi-no-olivary tract, ②anterior spinocerebellar tract, ③posterior spi-nocerebellar tract는 척수 외측의 2/3를 차지하고 있음을 알 수 있다.(그림 4-36)

• 표 4-19에 요점을 정리하였다.

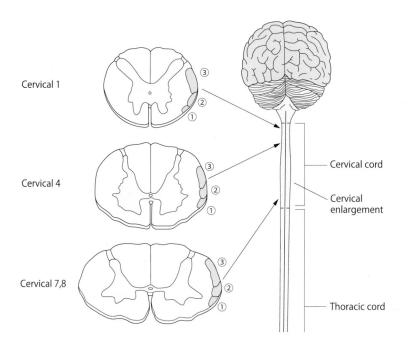

그림 4-36. 경수(cervical cord)의 단면 및 상행로
①spino-olivary tract, ②anterior spinocerebellar tract, ③posterior spinocerebellar tract.
(Kandel ER, Schwartz JH, Jessell T : Principles of Neural Science, 4th ed. p339,
McGraw-Hill, 2000을 일부 변경함)

표 4-18. 하향안진 53례의 요약

하향안진(downbeat nystagmus : DBN)	
Arnold-Chiari 기형	31 례
척수소뇌변성증	11 례
소뇌 충부(vermis)의 동정맥기형	2 례
뇌교 - 혈관장애	2 례
항경련제의 만성중독	1 례
기타	6 례
계	53 례

표 4-19. 정리

1. 1년간 확인된 DBN를 정리하면, 13/14에서 경수의 압박흔적 등이 관찰되었다. 두개외의 경추성 원인에 의한 것이었다.
2. 또한 ETT, OKP 등, 후두개와의 기능장애를 시사하는 소견은 관찰되지 않았다.
3. 이 소견(DBN)은 척수소뇌상행로와 관련이 큰 것으로 추정된다.

문헌

1) 水野正浩, 室伏利久 : 神経疾患のENGアトラス. 医歯薬出版, 1994
2) 小松崎篤 : 自発性下眼瞼向き垂直眼振の臨床的考察. 神経内科 10, 125-136, 1979

매독과 어지럼증

요점

- 1976년 저자는 교토대학 부속병원에서 5년간 진료했던 「매독성 내림프수종」 16례를 정리하여 발표한 바 있다.1) 그 결과를 요약하자면, 피크는 40대, 양측성 이환은 68%에 달했다. 1976년에 40대 연령층은 현재 75~85세가 되었으며, 지금까지도 이 환자들은 질환을 앓고 있다.
- 선천성, 후천성을 묻지 않고 TPHA 양성이면 매독성으로 진단하고 있으며, 환자들에 대한 치료는 페니실린을 위주로 한 매독구제요법에, 급격한 난청의 진행을 막기 위하여 양측성 메니에르병에 준한 치료가 추가적으로 필요하다.(94페이지의 컬럼 ⑫참조)

출전

본 내용은 [매독성 내이염 또는 매독성 내림프수종에 대하여. 에도카와(江戸川) 의학회지 19: 45-51, 2002]를 수정하여 실은 것이다.

증례

- 저자가 2002년 진료했던 「매독성 내이염 또는 매독성 내림프수종」을 표 4-20에 정리하였다.
- 모든 환자에서 어지럼증과 함께 양측성 난청이 확인되었으며, TPHA(+)를 제외하고는 양측성 메니에르병과 구별하기가 어려웠다. 역으로 말하자면, 메니에르병이 의심되는 증례에서는 매독반응 체크가 필수적인 셈이다.

표 4-20. TPHA(+)의 어지럼증 환자

증례	연령 (세)	성별	초진(년)	병명	청력(dB)		탈수 검사		치료
					고(高)	저(低)	G	F	
1	66	여	1990 이전	매·내	70	64	+	+	PC
2	65	남	1990 이전	매·내	88	49	+	+	PC
3	69	남	1990 이전	매·내	67	51			PC→Vit
4	64	남	1990 이전	매·내	61	57	+	+	PC→Vit

					고	저	G	F	
5	59	여	1990 이전	매·내	76	62	+	+	St→Vit
6	65	여	1990	매·내	71	69	+	+	OP→PC→Vit
7	71	여	1990	좌측 내이성 어지럼증	54	26			Vit+epe
8	69	여	2001	좌측 돌발성 난청	49	28			St→Vit
9	66	남	1991, 2001	좌측 메니에르병	40	11	+	+	Vit
10	64	여	2001	매·내	50	48	+		St→Vit
Ā	68.5	남:여 = 4:6			62.6	46.5			

G : glycerin test, F : furosemide test, 매·내 : 매독성 내이염/내림프수종, PC : penicillin, Vit : 비타민 + 어지럼증 치료제, St : steroid 요법, OP : 내림프낭 개방술, epe : eperisone 투여, 고(高)/저(低) : 고도/저도 난청측

- 고도난청측(고)와 그 반대측(저)을 도표로 정리하여(6분 평균법) 그 평균치를 구한 결과, 각각 62.6, 46.5 dB이었다.(그림 4-37)

- 부부감염 : 증례 8과 9는 부부감염(domestic transmission : DT)의 실례를 보여준다.

- 먼저 부인이 2001년 1월에 타 병원에서 좌측 돌발성난청으로 진단(2000년 2월)받고 내원하였다. 오른쪽 청력도 비교적 좋았기 때문에 돌발성난청일 것으로 생각하고 투약하였다. 그런데 4월이 되자, 어지럼증과 오른쪽 청력 저하(그림 4-38, 화살표)를 호소하며 다시 내원하였다. 따라서 돌발성난청이 아니라, 양측성 메니에르병으로 발전할 가능성도 부정할 수 없다고 판단하였으며, 「만에 하나」를 위해 TPHA 검사도 시행했던 것이다.

- 결과는 TPHA(+)로 「매독성 내이염/내림프수종」으로 진단되었다. 페니실린 치료는 차치하고, 우선 스테로이드, 비타민제 및 어지럼증에 대한 약물을 투약하였다.

- 그리고 남편도 함께 내원하도록 환자를 설득하였다. 알고 보니, 남편은 이전에 본원에서 어지럼증 치료를 받은 적이 있는 환자로, 이후 어지럼증도 없었고, 좌측 난청도 진행하지 않아서 일상적인 생활을 하고 있다고 했다. 1991년에는 일단 좌측 메니에르병으로 치료종료하였던 환자였다.(그림 4-39)

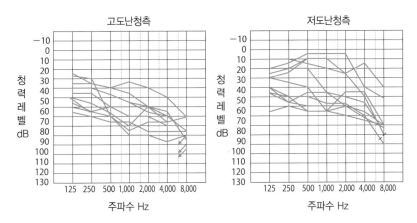

그림 4-37. 청력도(중첩표시)

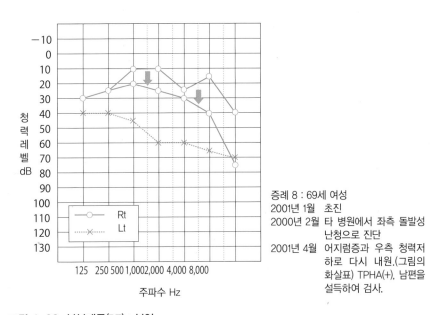

증례 8 : 69세 여성
2001년 1월 초진
2000년 2월 타 병원에서 좌측 돌발성
          난청으로 진단
2001년 4월 어지럼증과 우측 청력저
          하로 다시 내원.(그림의
          화살표) TPHA(+), 남편을
          설득하여 검사.

그림 4-38. 부부매독(DT) : 부인

- 2001년에 부인을 진료하고서, 남편의 「매독성 내이염/내림프수종」을 의심하
  게 되었다. 부인에게는 Hutchinson's triad는 관찰되지 않았기에, 후천성이
  라고 생각하면 의심스러운 쪽은 남편이었다. 남편을 문진하여, 20대에 매독
  으로 치료받은 과거력을 확인하였으며, TPHA 검사 (+)을 확인하였다.

- 증례 6과 같이 수술로 회복된 예도 있었다.
- 환자는 「저는 어지럽고 귀가 울리는 것이지, 정신병이 아니예요」라고 호소했으나, 정신과 전문의는 「뇌매독에 의한 환청」으로 단정 지었다. 「원장님께 수술을 받고 좋아졌는데, 아무래도 제가 아는 사람이 저와 같은 병(메니에르병)인 것 같아서요. 꼭 한 번 진찰해 주셨으면 합니다」 라는 고향 지인의 소개장을 들고 찾아온 환자였다. 본원에서의 검사 결과는 그림 4-40과 같았으며, 원인측은 오른쪽으로 판명되었다.
- 내림프낭개방술(北原-二木의 내림프낭외벽반전술)을 오른쪽에 시술한 이후, 어지럼증에서 해방되었다. 수술후 오른쪽의 청력은 20 dB의 개선을 보였다.

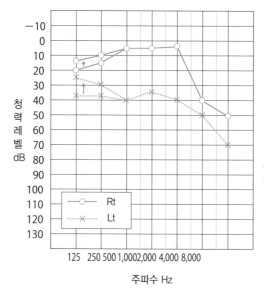

증례 9 : 66세 남성
1991년 우측 이명, 난청, 어지럼증으로 수진
글리세린 테스트(+)
furosemide 테스트 (+)
좌측 메니에르병으로 가료, 중단
TPHA(+) (20대, 치료력 있음)

그림 4-39. 부부매독(DT) : 남편

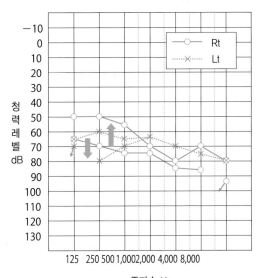

증례 6 : 65세 여성
과거력 : 어지럼증 발작을 반복
　　　　정신병원에 격리당함
　　　　동향의 지인 소개로 내원
현증 : 정신반응 – 특이한 이상소견은
　　　없음
고막 –　정상
　　　　글리세린 테스트(+)
　　　　furosemide 테스트 (+)
　　　　TPHA(+)
치료 : 1990년 내림프낭개방술(우측)
투약 : lenampicillin, azelastine

그림 4-40. 수술증례 : 수술전과 현재의 청력을 비교(화살표는 수술후)

▨▶ 고찰

- 매독이라는 질병은 전신적인 질환으로, 내이병변은 그 한 부분에 지나지 않는다. 성기 및 그 주변의 병변은 오늘날 어느 정도 조절할 수 있게 되었지만, 선천성 및 후천성 변성매독도 자주 관찰된다.

- 증례 1, 3, 6에서는 실질성 각막염(interstitial keratitis)이 동반되었다.(30%) 눈에 「별」이 보인다거나, 「익상편이라고 들었다」는 등의 병력이 있는 어지럼증 환자에게는 TPHA 검사가 필수적이다. 「어려서 나뭇 가지에 눈을 찔렀다」는 등, 여러 이야기를 듣게 된다.

- 결론적으로 본증의 환자는 불치라고 방치하면 반드시 「청력 상실」에 가까울 정도의 고도난청에 이르게 된다.

- 증례 6과 같이 「수술」이라는 최후의 수단으로 잘 해결된 예는 그리 흔하지 않다. 본 질환은 일반 메니에르병보다도 핸디캡을 떠안은 상태에서 치료를 시작하기 때문에, 목적은 물론 어지럼증에서의 해방이지만, 특히 중요한 점은 더 이상의 청력 악화를 막는 것이다.

- 오랜 기간 경과를 관찰하다 보면(보청기를 사용하고 있는 경우에도), 때때로

「선생님, 전혀 들리지 않아요」라며 찾아온다. 이렇게 급격한 난청이 발생한 경우에는 즉시 「돌발성 난청」에 준해 스테로이드 치료를 시작한다.

문헌

1) 二木 隆, 北原正章: 梅毒性内リンパ水腫. 耳鼻臨床69 (増4): 1811–1818,1976

어지럼증의 진단과 치료

고령자에 대한 어지럼증 치료제의 특징–EBM에 근거한 해설

요점

- 고령자 어지럼증의 특징은 격심한 회전성 어지럼증이 아니라, "total body balance"의 저하로 인한 「어지러운 느낌」이면서, 이런 증상이 지속되는 경향이 있다. 더불어 고령자들이 가진 다양한 기저질환에 대해서도 고려해야만 한다.

- 본 항목에서는 이러한 특징에 대해 해설하면서, 그 치료에 대한 포인트를 다룬다. 저자의 임상의로서의 경험을 가미하면서, 과거에 저자가 임상시험에서 다루었던 약제들 가운데 이 목적에 적합한 것들의 구체적인 데이터를 제시하면서 해설을 추가하였다. 구체적인 약물명은 diphenidol, 은행잎 추출물, cilostazol, sulpride, mecobalamin 등이다.

출전

본 내용은 [二木 隆, 노인에서 어지럼증 치료제의 EBM, MB ENT53:37–45, 2005]를 수정하여 실은 것이다. 제목의 EBM은 저자가 시행한 난치례를 근거로 한 것임을 밝힌다.

고령자 어지럼증의 특징

- 가령 와우증상의 악화를 동반한 회전성 어지럼증 발작이 반복되는 메니에르병은 40~50대에 그 분포가 피크에 달하므로 고령자에서는 그 후유증이 남아있는 경우이거나, 어지럼증도 "drop attack(실신양상의 발작)"을 보여서 양상이 다르게 나타난다.

- 청장년층의 메니에르병이나 두위성 어지럼증과 같은 심한 회전성 어지럼증이 아니라, 「휘청거림」이나 「밸런스를 못 잡는다」, 「빠르게 움직이면 쓰러질 것 같다」, 「자동차에서 뒤를 돌아보지 못 하겠다」, 「붙잡지 않으면 중심을 못 잡는다」, 「계단을 내려가기 두렵다」는 등의 호소를 어지럼증으로 표현한다.

- 심장질환이나 부정맥과 같은 순환기질환으로 인한 단시간의 「실신」 역시 faintness → dizziness, 「어지럼증」으로 병원을 찾게 된다. 물론 그 중에는 뇌혈관장애로 인한 dizziness feeling(부유감)도 포함되지만, 고혈압 약제의 조절 실패로 인한 faintness나 저혈당 발작 등 실로 다양한 기저질환, 배경

에서 비롯된 호소들이 있음을 명심해야 한다.

- 이렇게 생활습관병에서 기인하는 것에 더해서, 연령증가에 따른 장애(라기보다는 기능저하)도 「어지럼증」에 포함된다.(locomotive syndrome)
- 한 마디로 말하자면, 「고령자 어지럼증」을 정확하게 파악하는 포인트는 그 「기저질환」 및 「배경」을 적확하게 평가하는 것이라고 할 것이다.

➡️ 치료의 포인트, EBM

- 그 외에 안과질환이나 안경의 문제로 인한 「어지럼증」도 적지 않다. 별도로 경추부의 수핵탈출로 인한 어지럼증도 있어서 수술적 치료가 필요할 수도 있지만, 내이에 대한 외과적 치료를 고려할 필요는 없다.
- 따라서 치료법은 약을 사용한 보존적 치료나, 생활지도가 되는 셈이다. 구체적인 약제명이 등장하면 생소할 수도 있겠지만, 「실제 임상경험의 진술」로서 참조하기 바라는 바이다.

1. Diphenidol

- 앞서 언급한 바와 같이, 고령자는 노화에 따른 뇌간·소뇌의 운동능력 저하로 인해 「자동차를 타고 뒤를 돌아볼 수 없다」, 「계단을 내려가기가 두렵다」는 등의 증상을 호소하며 내원하지만, 이런 호소는 전반적인 평형기능의 저하 내지 실조라 할 것이다.
- 사람의 total body balance를 평가하는 획기적인 방법으로, 키타하라(北原)가 발표한 ARG-Tilt test라는 검사법이 있다.[1] 젊은 독자들을 위해 검사법을 소개하자면, 기울어진 경사대 위에 눈을 감은 상태의 피검자가 서 있도록 하고, 피검자의 앞이마에는 가속도계를 고정하여, 그 가속도계에 기록된 곡선을 정량적으로 분석하는 것이다. 이 검사를 통해 기울어진 각도뿐만 아니라, 그 동요의 궤적까지 읽을 수 있다.
- Diphenidol은 결코 신약(新藥)은 아니다. 일본에서 이중맹검법으로 유효성을 입증한 최초의 약은 betahistine이었으며, 그 뒤를 잇는 약제가 바로 diphenidol이었다. 키타하라와 저자는 자각증상, 타각증상(소견) 양면에서의 「유의한」 효과를 입증할 수 있었기에 시판에 이르렀다.[3](그림 4-41, 42)

- 그림 4-43, 44은 diphenidol 투여후의 ARG–Tilt test의 결과이다. 명백하게 격자를 돌파하는 그래프이다.(Armitage의 sequential test) 즉, 이 약제는 고령자의 total body balance 장애에 있어서도 유효하다는 것을 확인할 수 있다. 실제로 유효함은 물론이다.

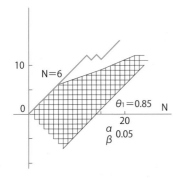

그림 4-41. global judgement–subjective 자각증상의 전반적인 개선도를 축차검정법 (Armitage)으로 도시(圖示).

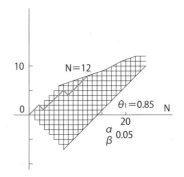

그림 4-42. Caloric test – maximum velocity 격자를 돌파하면 5% 유의수준으로 유효.

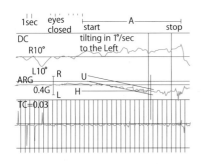

그림 4-43. ARG–tilt test 눈을 감은 상태에서 안구운동을 동시에 기록. 1°/sec의 속도로 왼쪽으로 tilt시켰을 때 머리의 가속도–동요계 기록. A : 기울어진 각도, H : 머리의 위치, U : 동요 정도

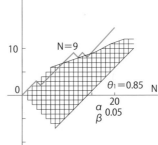

그림 4-44. ARG–Tilt test N=9로 유의함.

2. 은행잎 추출물 (Ginkgo Biloba extract)

- 이 약제는 유럽에서 보험인정되는 어지럼증 치료제로서 제1순위의 판매고를 보이고 있다. 독일의 Claussen 교수를 중심으로 한 이중맹검에서 자각증상, 타각소견에 있어 뛰어난 데이터를 보이고 있다.
- 지역 의사회장으로부터 본 약제의 샘플과 관련 문헌을 건네받은 것을 계기로 pilot study를 시행하였다. 고령자의 두중감(頭重感), 두통을 동반한 「어지럼증=휘청거림」에 대하여 표 4-21, 그림 4-45~47에서 보다시피 양호한 결과를 얻을 수 있었다.

표 4-21. 고령 어지럼증 환자 15인에 대한 은행잎 추출물의 효과

증례	연령(세)	성별	휘청거림	두중감	안진	중심동요계	안진계
1	74	남	개선	개선	소실	개선	
2	72	남	개선	개선	소실		
3	60	남	다소 개선	불변	감소		
4	76	여	개선	개선	소실		
5	83	남	다소 개선	다소 개선	감소		수직안진
6	75	여	불변	불변	감소		
7	77	남	개선	개선	소실	개선	
8	70	여	다소 개선	개선	소실		
9	60	여	불변	불변	감소		수직안진
10	75	여	개선	개선	소실		
11	76	여	개선	개선	소실		
12	61	남	개선	다소 개선	소실		
13	86	여	다소 개선	다소 개선	감소		
14	84	여	개선	개선	소실		개선
15	77	여	다소 개선	다소 개선	감소	개선	
개선 또는 소실	53%		53%	53%	60%		
다소 개선 또는 감소	33%		33%	27%	33%		

- 체평형의 중추가 뇌간·소뇌와 같은 후두부에 있다는 점은 새삼 반복할 필요도 없지만, 이 기능을 검사하는 기록분석법으로는 ENG 안구운동분석이나 body balance test밖에 없다. 그림 4-45에서 보다시피, 전혀 다른 사람의 검사결과가 아닌가 의심스러울 정도의 개선례도 관찰되었다. 이에 힘입어, 추가로 44명의 고령자를 대상으로 중심동요계를 사용한 은행잎 추출물의 임상

시험을 시행였으며, 유의한 결과를 독일에서의 Bárány학회에서 발표하였다.(그림 4-47)

- 은행잎 추출물의 약리학적 작용기전은 ①뇌혈류의 개선, ②뇌 대사기능의 개선, ③손상된 인지질막의 빠른 회복이 거론되며, 특히 주목할 것은 ③의 항목 「녹이 슨 전선줄, 즉 손상된 인지질막의 피막 수복」이 고령자 운동기능의 개선에 도움이 되는 것으로 추정되고 있다.

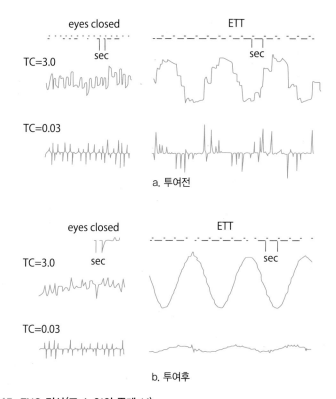

그림 4-45. ENG 검사(표 4-21의 증례 14)
주(注) : 메니에르병과 같은 격심한 회전성 어지럼증의 발작이 아니다. 비회전성 어지럼증이나 보행불안정을 보인 고령 환자.

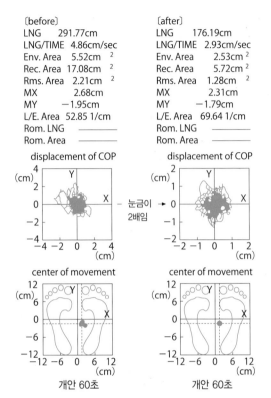

그림 4-46. body balance test (표 4-21의 증례 7)
오른쪽(after)에서 명백한 개선이 관찰된다.

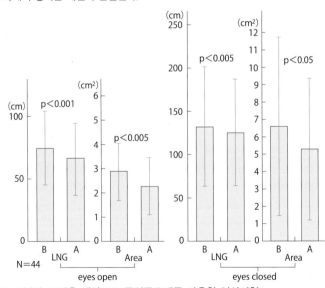

그림 4-47. 고령자 44명을 대상으로 중심동요계를 사용한 임상시험
LNG : 1분간 그려진 궤적의 길이(cm), Area : 1분간 그려진 궤적의 분포면적(cm^2), B(before) :
투여전, A(after) : 투여후

3. sulpride

- 저자의 의원에서는 많을 때는 월(月) 60회에 달하는 ENG 검사를 시행하고 있으며, 검사 담당자는 문진기록에 추가적으로 전례 Schellong test를 시행하고 있다.(표 4-22) 와위와 기립위에서 혈압차이를 체크하여, 자율신경의 상태를 보는 검사이다.(Schellong test에 대해서는 제1장을 참조) 양성은 교감신경의 과긴장 상태를 의미하므로, 환자에게는 「자율신경이 불안정하군요」라고 설명한다.

- Schellong test 양성군은, 성별로 보자면 여성:남성=7:3의 비율로, 이는 그리 놀라운 사실이 아니다. 의외인 점은 여성에서 갱년기인 40대가 아니라, 60대 초반에 분포상의 피크를 보인다는 점이다. 남성은 30대에 피크를 보인다.

- 이 60대의 피크를 어떻게 해석할 것인가. 여성들의 건강이 향상되었기 때문에, 폐경이라는 사실과는 무관하게 갱년기가 상향 조정된 것은 아닌가 하는 생각이 든다. 또 하나, 남성에서의 30대 피크는 테크노스트레스에 의한 것은 아닐지.[6]

- Sulpride는 부작용이 있어서 무심코 사용해서는 안 되는 약이다. 구체적인 부작용은 두 가지로, ①사이뇌(diencephalon)에 작용하여 호르몬계에 영향을 미친다(월경불순, 유즙분비, 여성화 유방 등), ②장기간 투여하면 약제성 Parkinsonism을 유발한다(손 떨림, 좁은 걸음, 입을 오물오물 하는 등).

- 항우울작용이 있어 상당히 효과적이지만, 다른 약제로 교체한다면 tofiso-pam(그란닥신)이나 tandospirone(세디엘)이 좋다.

표 4-22. Schellong test 양성반응환자(대상자 전원)

세대	20	30	40	50	60	70	80	합계(명)	%
여성	2	8	11	10	15	9	5	60	75.9
남성	2	6	4	3	2	1	1	19	24.1
합계	4	14	15	13	17	10	6	79	
%	5	17.7	19	16.5	21.5	12.7	7.6		

4. Cilostazol

- 추골뇌저동맥 순환부전증은 고령자 어지럼증의 가장 흔한 원인인지도 모른다. 최근에는 뇌동맥조영도 MRA로 위험부담 없이 시행할 수 있으며, 해상

도도 상당히 높아졌다.

- 하지만 영상에서 확인할 수 있는 것은 굵은 혈관이며, 시시각각의 세동맥 변화는 파악할 수 없다. 「혈관도 괜찮다고 들었습니다」라는 고령 어지럼증 환자에게 어떻게 설명해야 좋을지는 어려운 문제이다.

- 고민을 계속하던 중에, 고베(神戸)시의 신경외과의사인 藤田稠清씨의 논문을 접했다. 요약하자면, 혈소판기능항진증이 있는 고령자의 「두통·어지럼증」은 항혈소판제를 투여함으로써 90%에서 개선된다는 내용이다.[7]

- 여기에서 힌트를 얻어, 20례의 고령 어지럼증 환자를 대상으로 open trial을 시행하였으며, cilostazol의 투여로 자각증상은 물론, ENG를 사용한 타각소견에서도 유의한 결과를 얻을 수 있었다. 특히 타각소견에 대한 결과는 대단히 만족스러운 것이었다.[8] 「순환이 나쁜 추골동맥의 혈류를 선택적으로 개선한다」는 동물(개) 실험의 결과를 사람에도 적용할 수 있지 않을까.

- 특히 이 임상시험에서는 데이터 처리에 2가지 새로운 방법을 도입했다. 하나는 시표지추적검사(eye tracking test : ETT)의 분석법이며, 또 하나는 시운동안진검사의 분석법이었다.

- 우선 ETT에서는 사인 곡선으로 움직이는 표지자(타켓)과 그것을 쫓는 안운동의 원파형을 겹쳐서 비교하고, 그 어긋남(Slipping)의 면적을 계측하였다. 추적능력(pursuit motion)이 개선되면, 그 수치가 줄어들게 될 것이다. 이와 같은 방법으로 cilostazol 투여전후를 비교하여 통계검정하였다.(그림 4-48)

- 다음으로 OKP에서는 급속상(fast phase)을 커트(cut)하고 완서상(slow phase)의 추적한계 패턴을 사용하였다. 원래 그래프에서 직선이 추적불능이 되는 고속자극의 포락선(envelope)을 트레이스하여, 이등변삼각형의 전체면적과 비교하였다. 그림 4-49와 같이, 산꼭대기에 눈이 내린 범위가 줄어들면, 즉 푸른 산의 면적이 증가하면, 시운동성안진의 해발기능이 개선된 것으로 해석한다.(그림 4-50)

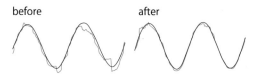

그림 4-48. 시표추적검사(ETT)

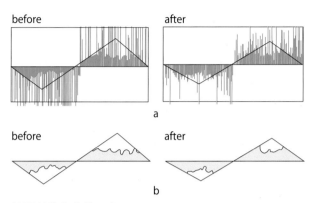

그림 4-49. 시운동성안진 패턴(OKP)
a는 원래의 곡선, b는 그림으로 도시한 것.

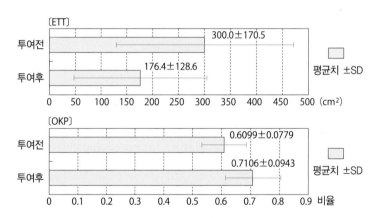

그림 4-50. 시표추적검사(ETT), 시운동성안진 패턴(OKP)
모두 유의한(p<0.05) 개선을 보였다.

- 이 면적비를 통계검정하여 cilostazol의 유의한 효과를 확인하였다. 즉, 본제
  는 2개의 검사결과에서 유의하게 후두부(뇌간·소뇌) 기능을 개선함이 입증
  된 것이다.

  요약하면, 고령자 어지럼증의 특징인 후두부 기능저하에 의한 어지럼증, 휘청거
림, 평형실조에 있어서 하나의 치료 선택지로 cilostazol을 고려할 수 있을 것이다.

5. Eperisone

- 고령자는 다채로운 「생활습관병(生活習慣病)」과 싸우고 있으며, 연령증가로
  인한 「노화(老化)」는 불가피하다. 신장(身長)의 감소는 물론이고, 뼈, 근육,

기타 지지조직의 능력저하, 통증, 기타 여러 장애를 동반하고 있다. 저자의 최근 경험에 따르면, 무거운 머리를 들고 다니는 이족수(二足獸)의 숙명이라 할지, 「목(경추)의 이상으로 인한 어지럼증/휘청거림」이라 부를 만한 질환군 이 있다.

- 곧, spinal cord stenosis or compression인 것이다. 놀랍게도 이런 고령 환자는 거의 모두 ENG 검사에서 수직안진(down beat nystagmus : DBN) 을 보였다.

- 1년간 어지럼증으로 본원을 방문한 환자들 가운데, ENG에서의 DBN 소견과 MRI에서 경수의 압박흔적이 있었던 증례들은 총 12례였으며, DBN과 compression은 11/12였다.

- 이런 환자군에 대해서 신경외과적인 추간판적출술 등의 침습적인 치료법도 있지만, 외래에서는 보존적인 치료를 통해 경과를 관찰하는 것도 한 방법이 다. 목의 항(抗)중력근의 긴장이상을 억제하는 eperisone을 투여하면서, 보 조적으로 물리치료를 병행하는 것도 유효할 것으로 사료된다.

6. mecobalamin

- 주지하는 비와 같이, 신경작용 비타민인 비타민 B12는 고령자뿐만 아니라, 내이장애를 지닌 청장년층을 포함한 어지럼증 환자들에게 필수적인 기본약 제로서 널리 사용된다.

- 하지만 본 약제를 굳이 여기서 거론하는 것은 이유가 있다. 고령자는 식사섭 취량이 적으며, 최근 매스컴에 의한 「건강 붐」으로 도리어 영양균형이 깨어지 는 경향마저 있다. 특히 비타민 B12의 섭취는 연령의 증가로 인해 저하된 평 형기능을 유지·향상시키기 위해 고령자에게 더욱 필요할 것으로 사료된다.

- 실제로 mecobalamin이 인체에 투여되었을 때 과연 어떠한 효과를 보이는 지 그 에비던스를 눈으로 확인한 분은 적을 것이다. 오래된 논문을 재현한 것으로, open trial이긴 하지만, 저자가 40명의 어지럼증 환자를 대상으로 본 약제를 투여한 결과를 제시하는 바이다. 자각증상은 물론, 특히 타각소견 의 개선에 주목하기 바란다.(표 4-23, 그림 4-51, 52)[10]

- mecobalamin의 약점은 경구투여로는 상당량이 간에서 분해되어 버린다는 사실이다. 긴급한 경우에는 정맥투여가 좋다. 물론 경구복용은 부작용이 없

으므로 장기간 투여가 가능하다는 이점이 있다.

표 4-23. 타각소견의 정리 (청력검사 및 평형기능검사) N=40

항목(단위)	투여전 평균치 ± SD	투여후 평균치 ± SD	t	유의수준
청력변동(dB)	5.1 ± 8.6	5.0 ± 8.6	0.098	
제자리걷기 검사(°)	7.25 ± 91.7	−23 ± 56.0	1.96	
글자쓰기 (기울어짐, °)	8.1 ± 11.7	1.9 ± 7.2	3.21	p ⟨ 0.05
자발안진(°/sec)	−1.43 ± 13.3	−1.45 ± 5.0		
온도시험 (Hallpike 법)				
CP (반응저하도) (%)	23.9 ± 14.5	14.0 ± 16.4	2.97	p ⟨ 0.01
DP (안진방향성) (%)	15.8 ± 12.1	10.3 ± 15.1	1.70	
경사대시험 (ARG–Tilt test+EMG)				
전도각 A(°)	19.9 ± 3.4	24.4 ± 11.3	1.72	
두위 H (mm)	15.2 ± 6.76	14.66 ± 7.08	1.25	
동요폭 U (mm)	22.4 ± 11.3	19.4 ± 10.0	1.63	
EMG – 진폭 (mm)	70.7 ± 39.6	59.0 ± 40.4	1.54	
EMG – 스파이크의 개수	11.8 ± 3.6	10.5 ± 3.2	1.70	

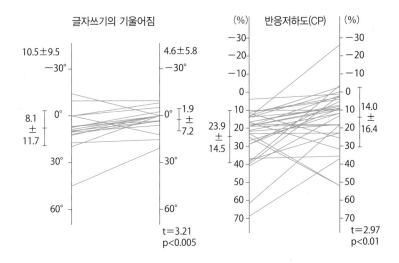

그림 4-51. writing test

그림 4-52. Caloric test

━━▶ 요약

- 지금까지 제한된 수의 근거나마 살펴보았다. 고령자의 어지럼증을 치료할 때 잊어서는 안 될 포인트가 2가지 있다.
- 하나는 생활지도를 고려하여 기저질환을 파악하는 것이며, 또 하나는 다양한 약제를 병용함에 따른 예상치 못한 부작용이 일어나지 않도록 주의하여 반드시 챠트에 현재복용약물을 기록하는 것이다.

문헌

1) Kitahara M : Acceleration registrography. Ann Otol 74 : 203–214, 1965

2) 二木　隆, 北原正章, 森本正紀 : 二重査検法による末梢性眩暈に対するDiphenidolの薬効検定. 耳鼻臨床 65 : 1–21, 1972

3) Futaki T, Kitahara M, Morimoto M : Ménierè's disease and diphenidol. Acta Otolaryng 330(suppl) : 120–128, 1975

4) Futaki T : An open trial using Ginkgo Biola Extract(GBE) to treat dizziness in elderly patients. Claussen CF (ed), p527–530,　International Congress Series 1201, Excerpta Medica, 1999

5) 二木　隆 : めまい患者におけるシェロン・テストについて. 江戸川医学会誌13 : 48–52, 1996

6) 二木　隆 : Psycho–somaticな愁訴を有するめまい患者の特徴. 江戸川医学会誌21 : 35–38, 2004

7) 藤田稠清 : 血小板凝集能亢進症と頭痛, めまい感, 回転性めまい, 並びに脳深部白質病変との関連について. 神経内科 50 : 69–75, 1999

8) 二木　隆 : 高齢者眩暈症に対する抗血小板薬エクパール®錠の治療効果. 耳鼻臨床(補)112 : 1–16, 2003

9) 二木　隆 : 頸髄圧痕像を示すめまい患者にみられる下眼瞼向き垂直性眼振(down beat nystagmus : DBN)について. 江戸川医学会誌 18 : 48–51, 2001

10) 二木　隆, ほか : 末梢性眩暈症の平衡機能障害に対するメチコバール®(Methyl–B12)の内服投与治験－特に他覚所見の選択に関する考察. 耳鼻臨床73 : 1213–1227, 1980

〉〉〉〉〉 국문